Aktiv und beweglich mit 60 +

An dieser Stelle möchte ich mich herzlich bei der Firma TOGU für die Unterstützung bei der Umsetzung dieses Buches und für ihre innovativen Produkte bedanken.

Redondo®Ball Plus, Brasil®, Aerostep®, Dynair®, TOPANGA®und Powerball® sind eingetragene Warenzeichen der TOGU GmbH.

Vielen Dank auch an meine Eltern, die sich, ohne zu zögern, als Fotomodelle zur Verfügung gestellt haben. Ihr seid super!

Allgemeine Hinweise:

Aus Gründen der besseren Lesbarkeit wird bei Personenbezeichnungen die männliche Sprachform verwendet. Gemeint ist sowohl die männliche als auch die weibliche und die diverse Form.

WO SPORT SPASS MACHT

Gabi Fastner

AKTIV UND BEWEGLICH MIT 60+

Das umfassende Übungsprogramm

Meyer & Meyer Verlag

Aktiv und beweglich mit 60 +
Das umfassende Übungsprogramm

Bibliografische Information der Deutschen Nationalbibliothek
Die Deutsche Nationalbibliothek verzeichnet diese Publikation in der Deutschen Nationalbibliografie; detaillierte bibliografische Details sind im Internet über <http://dnb.d-nb.de> abrufbar.

3., korrigierte Auflage 2022
Auckland, Beirut, Dubai, Hägendorf, Hongkong, Indianapolis, Kairo, Kapstadt,
Manila, Maidenhead, Neu-Delhi, Singapur, Sydney, Teheran, Wien

Member of the World Sport Publishers' Association (WSPA)

Gesamtherstellung: Print Consult GmbH, München
ISBN 978-3-89899-997-7

MIX
Paper from responsible sources
FSC® C084279

E-Mail: verlag@m-m-sports.com
www.dersportverlag.de

INHALT

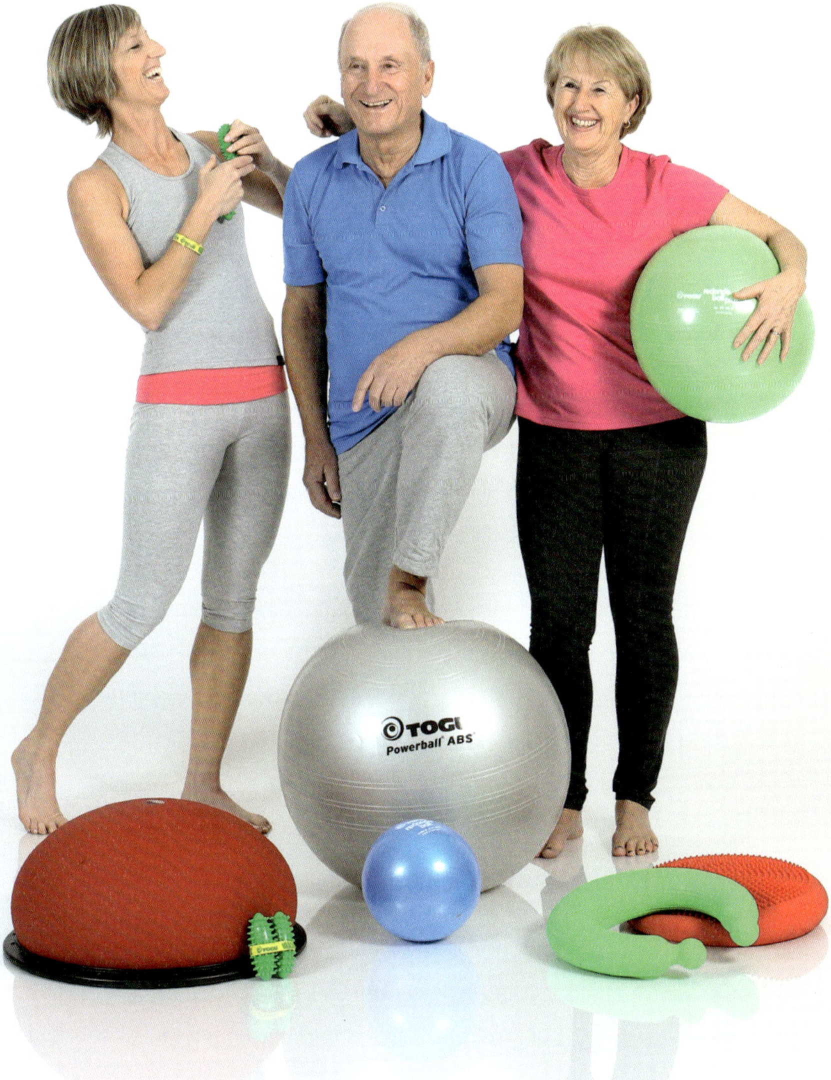
TOGU
Powerball ABS

VORWORT

Dieses Buch soll kein Buch über schonende Seniorengymnastik sein!

Mein Anliegen ist es, das Thema *Seniorentraining* nicht getrennt vom Training mit jüngeren Zielgruppen zu betrachten. Mit 18 Jahren Erfahrung in meinem Gymnastikstudio habe ich gemerkt, wie schön und sinnvoll es ist, viele verschiedene Altersgruppen in einem Kurs zu vereinen.

Ältere Menschen fühlen sich geschmeichelt, wenn jüngere Teilnehmer die gleichen Übungen machen wie sie. Jüngere haben Respekt vor den Älteren, wenn sie merken, dass sie selbst schon beim Training herausgefordert sind, und jemand, der viel älter ist als sie, die Aufgabe bewältigt. Und jeder Teilnehmer versucht dabei sein Bestes!

Wichtig dabei ist es für den Trainer, seine Übungen methodisch korrekt aufzubauen!

Das heißt vom Leichten zum Schweren, vom Einfachen zum Komplexen, vom Bekannten zum Unbekannten!

Unser Körper ist ein Minimalist. Alles, was wir uns mit der Zeit nicht mehr zutrauen, machen wir nie mehr! Lassen Sie sich und Ihre Teilnehmer deshalb nicht zu sehr von Ihrem eigenen Körper und Alter einschränken.

„Alt" zu sein bedeutet nicht unbedingt, gebrechlich, unbeweglich und untrainiert zu sein!

20 Jahre 50 bleiben! Mit regelmäßigem körperlichen Training ist das möglich! Dafür müssen Ihre Teilnehmer aber Lust auf die Trainingseinheit haben!

Dabei ist wichtig:

- Setzen Sie die Hemmschwellen niedrig, überfordern Sie Ihre Teilnehmer nicht!
- Bringen Sie Ihre Teilnehmer zu einem Kompetenzerlebnis, dann haben sie Freude und Spaß am Training!

Der Schlüssel zum Erfolg eines Trainers, zu Kursen mit begeisterten Teilnehmern, ist, den Spaß und Sinn an der Bewegung vermitteln zu können. Der Trainer muss für das, was er macht, regelrecht brennen, nur dann kann er glaubhaft die Notwendigkeit von Sport und den Spaß an der Bewegung vermitteln.

Dazu gehört auch, ein angenehmes Kursklima zu schaffen. Die Teilnehmer müssen gerne zu Ihnen kommen, um sich zu bewegen und um sich auszutauschen. Letzteres ist etwas älteren Menschen oft besonders wichtig.

Zwei Leitsätze für einen erfolgreichen Trainer/Sportlehrer könnten folgendermaßen lauten:

„Tue mehr, als du musst!"

„Du musst Menschen lieben!"

Können Sie beide Sätze mit einem klaren „JA, das passt zu mir" unterstreichen, dann lesen Sie jetzt in diesem Buch weiter.

Wenn nicht, dann überdenken Sie noch einmal Ihre Berufswahl.

Sie benötigen außerdem noch das „richtige Gefühl" für Ihre Gruppe, das sich aus folgenden Ihrer Stärken zusammensetzt:

- **Fachkompetenz:** Mit dem Angebot inhaltlich den Teilnehmern gerecht werden.
- **Sozialkompetenz:** Eine harmonische Gruppenstimmung schaffen.
- **Methodenkompetenz:** Übungen gut und effektiv methodisch aufbauen.
- **Organisationstalent:** Eine „runde" Kursstunde gestalten können.

Dieses Buch unterstützt Sie dabei, Ihre Kompetenzen auszubauen mit wichtigem Hintergrundwissen und vielen Übungsideen zum Thema *Training mit Menschen in der zweiten Lebenshälfte.*

Viel Erfolg und Spaß beim Training

Ihre Gabriele Fastner

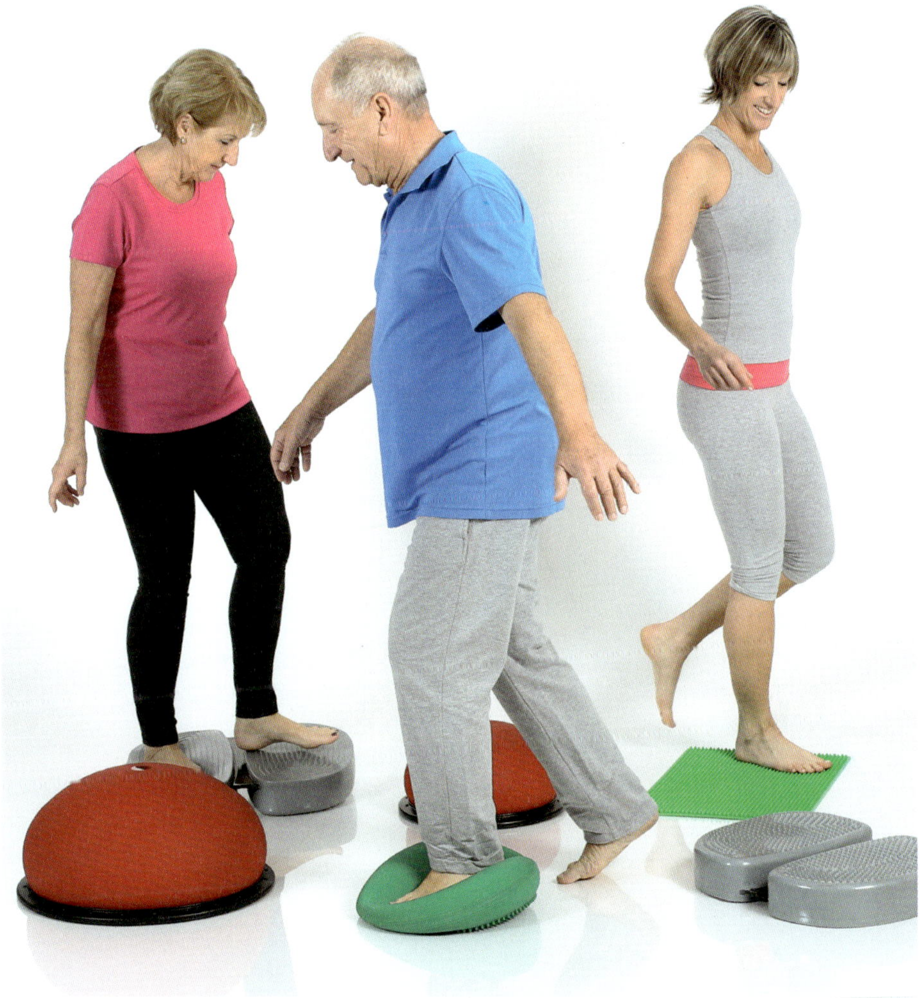

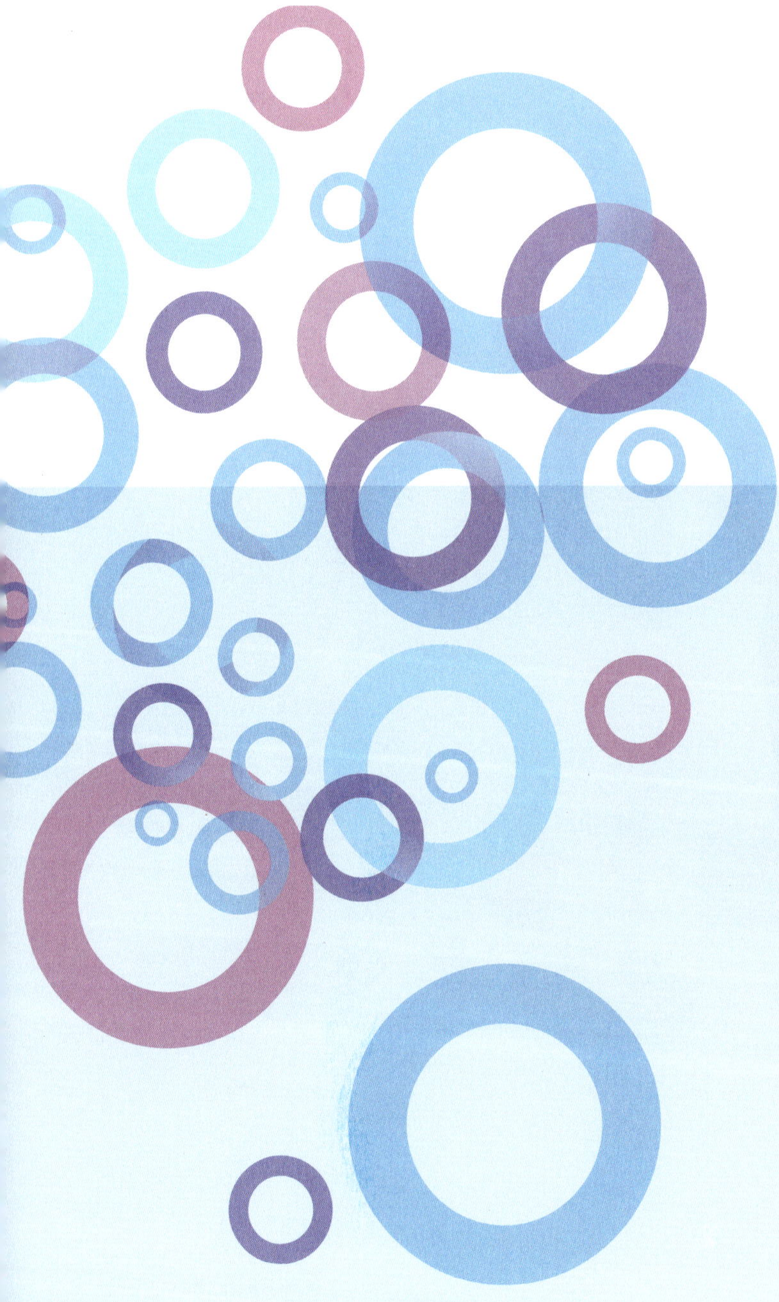

KAPITEL 1

1 EINFÜHRUNG

1.1 BEWEGUNG ALS MEDIZIN

Bewegung ist die Medizin des 20. Jahrhunderts!

Die jetzige Generation 60 plus hat nicht nur eine höhere Lebenserwartung als die Generationen vor ihr, sondern sie hat gute Chancen auf ein gesundes, langes Leben. Das liegt natürlich einerseits am medizinischen Fortschritt, andererseits aber auch am gesundheitsbewussten Verhalten der Menschen. Durch gesunde Ernährung und sportliche Aktivität werden Anpassungsprozesse des Organismus ausgelöst, wodurch der Leistungsabfall im Alter deutlich verlangsamt wird.

Laut Bestandserhebung des DOSB sind 4,1 Millionen Menschen über 60 in einem Turn- und Sportverein aktiv. Bezogen auf die Gesamtbevölkerung über 60 Jahre, sind dies nur 19 %.

Unsere Aufgabe als Trainer ist es also, den Menschen die Freude an der Bewegung zu vermitteln, um ihnen langfristig die positiven Auswirkungen von Sport begreiflich zu machen.

Dennoch gibt es einige Dinge, die Sie zuerst beim Training mit „Älteren" beachten sollten:

- Wie ist die Befindlichkeit der Teilnehmer heute?
- Bestehen Vorerkrankungen, auf die der Trainer achten sollte?
- Sind neue Teilnehmer in der Gruppe, die der Trainer integrieren muss?
- Wie schaffe ich es als Trainer, heute ein angenehmes Kursklima zu verwirklichen?
- Gibt es Teilnehmer mit Gelenkerkrankungen? Zum Beispiel Hüfte, Knie, Schulter, Wirbelsäule. Das ist vor allem wichtig, wenn Übungen im Knien oder am Boden stattfinden.
- Leidet ein Teilnehmer an Schwindel? Gibt es Alternativen für Übungen in der Bodenlage?
- Sind Diabetiker in der Gruppe? Diese Teilnehmer im Auge behalten wegen Unterzuckerung oder Überbelastung.
- Wie gut sehen die Teilnehmer? Das ist besonders wichtig zu wissen z. B. für Wurfübungen.
- Wie gut hören die Teilnehmer? Hören Sie die Ansagen des Trainers?

Sind diese Fragen geklärt, dann kann mit der Übungsstunde gestartet werden. Inhalte der Kursstunde sollten sein:

1. Begrüßung der Teilnehmer, kurze Gespräche
2. Spiele oder Bewegungsformen zum Anregen des Herz-Kreislauf-Systems, Motivation
3. Gymnastik mit Musik, Kleingeräten, Partner
    - Mobilisation
    - Dehnung
    - Kräftigung
4. Spiele zur Großraum- und Kleinraumerfahrung, Körperwahrnehmung, Schulung der Sinne
5. Gleichgewichtsübungen, Reaktion, Brainfitness
6. Cardiotraining
7. Entspannung
8. Verabschiedung, IST-Zustand abfragen (Hat sich bei der heutigen Befindlichkeit etwas verändert?)

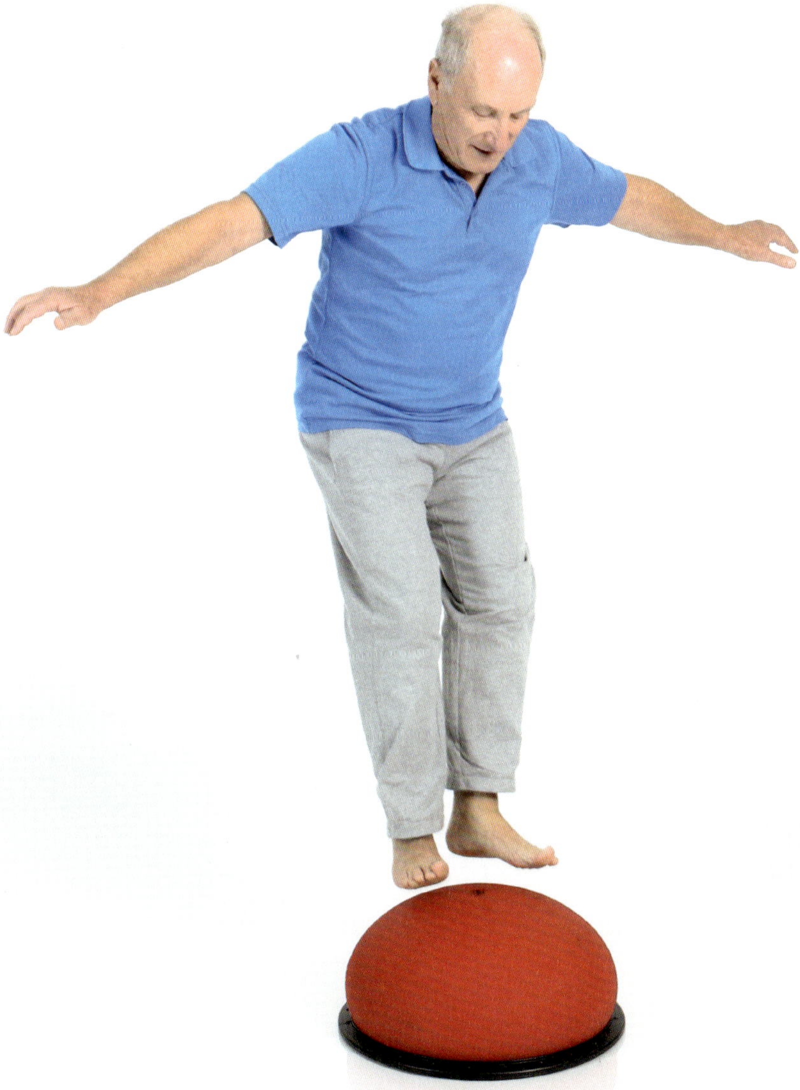

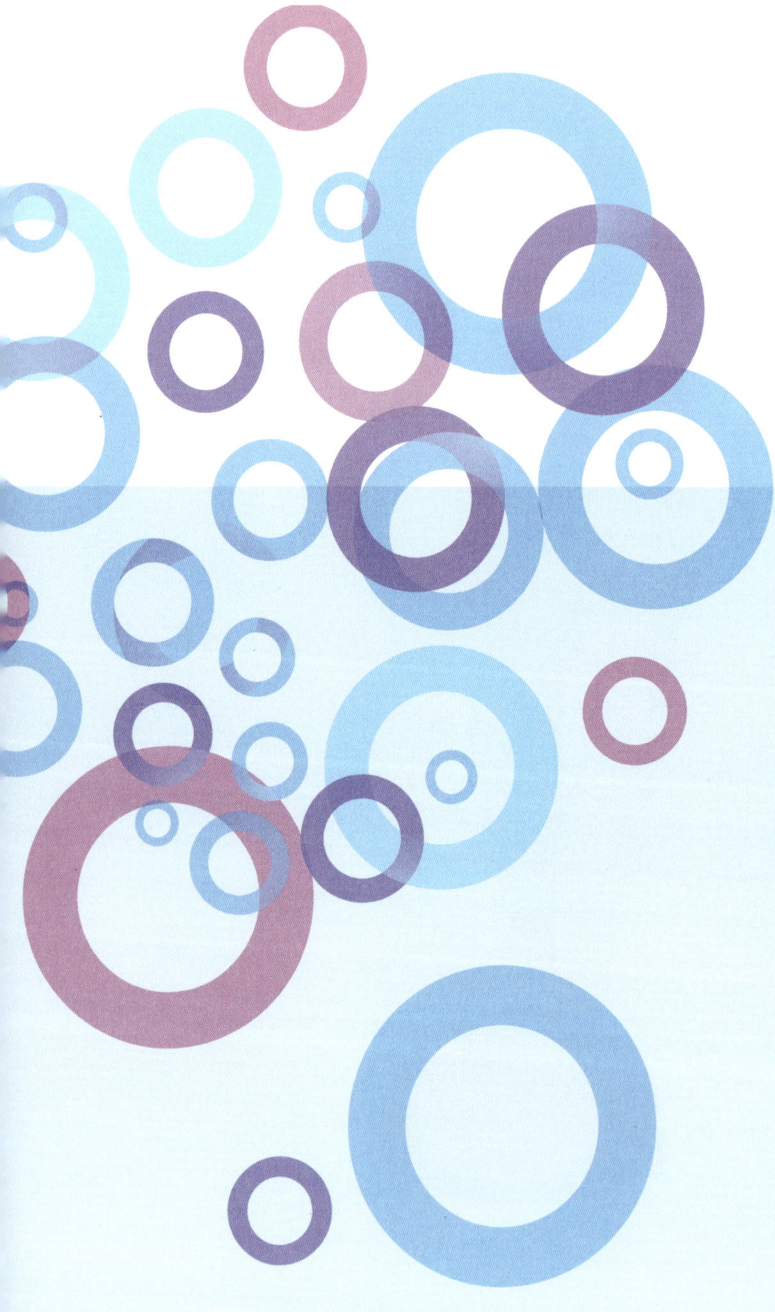

KAPITEL 2

2 BIOLOGISCHE VERÄNDERUNGEN IM ALTER

Wie alt ein Mensch ist, bestimmt nicht nur die Jahreszahl! Man unterscheidet in:

- **kalendarisches Alter:** das Alter, berechnet nach dem Geburtsjahr.
- **biologisches Alter:** das psychische, soziale, funktionale Alter. Dieses ist häufig jünger als das tatsächliche Alter.

2.1 KÖRPERLICHE VERÄNDERUNGEN

- **Muskulatur**

  Ab dem 30. Lebensjahr nimmt die Muskelmasse ab, wenn wir dem nicht mit Training entgegenwirken.

  Ohne Training verlieren die Muskeln an Wasser, der Muskelfaserquerschnitt verringert sich, die Muskeldurchblutung verschlechtert sich, die Muskelkraft nimmt ab.

- **Sehnen, Bänder**

  Die Elastizität und Stabilität der Sehnen und Bänder geht im Laufe des Lebens verloren. Grund dafür ist Flüssigkeitsverlust, Verkalkung und die verringerte Durchblutung des Gewebes. Da sich Sehnen und Bänder nur langsam an das Training anpassen, ist es besonders wichtig, den Körper vor dem Training ausreichend aufzuwärmen. Ansonsten erhöht sich gerade im Alter die Verletzungsgefahr!

- **Herz**

  Das Herz ist ein Muskel und auch eine Pumpe. Wie jeder andere Muskel in unserem Körper benötigt das Herz Sauerstoff, um arbeiten zu können. Diesen Sauerstoff bekommt es zugeführt über die Koronararterien. Treiben wir regelmäßig Sport, können wir die Herzschlaggeschwindigkeit absenken, die Gefäße besser versorgen, den Kreislauf stabilisieren.

  Die Arterien, die vom Herzen wegführen, transportieren sauerstoffreiches Blut in den Organismus. Sie können im Alter oder durch andere Faktoren wie Rauchen, erhöhtes Cholesterin oder Stress verschleißen. Das Gleiche gilt auch für die Venen, die das Blut zum Herzen hintransportieren. Veränderungen der Venen kennen wir zum Beispiel in Form von Krampfadern.

- **Knochen**

  Ab etwa dem 50. Lebensjahr nimmt die Knochenmasse ab.

  Faktoren, die die Abnahme der Knochenmasse beschleunigen, sind Alkohol- oder Tabakmissbrauch, falsche Ernährung, Medikamente, aber auch Bewegungsmangel. Durch Druck- und Zugreize können wir die Knochenstruktur (Knochenbälkchenstruktur) stabiler werden lassen.

- **Wirbelsäule**

  Im Alter nimmt die Flüssigkeit innerhalb der Bandscheiben ab. Durch eine axiale Belastung der Wirbelsäule können wir die Bandscheiben „ernähren" und gesund halten. Die Pumpwirkung der Bewegung regt den Stoffwechsel an und wirkt altersbedingten Veränderungen entgegen.

- **Atmung**

  Die Lunge ist das Organ, über das der Luftaustausch zwischen dem Organismus und der Umwelt passiert.

  Die Elastizität der Lunge und des Brustkorbs nimmt ab. Entscheidend für eine vollständige Atmung ist die aufrechte Haltung und die Beweglichkeit der BWS (Brustwirbelsäulen)-Rippengelenke.

  Ist die Wirbelsäule deformiert, verringert sich das Atemvolumen.

2.2 GEISTIGE VERÄNDERUNGEN

Im Alter kommt es zu einer Abnahme der Nervenzellen und ihrer Verbindungen. Durch die Einlagerung von Stoffwechselprodukten in den Gehirnzellen kommt es zu einer verringerten Durchblutung des Gehirns, was dann Konzentrations- und Merkfähigkeitsschwächen zur Folge hat. Das Kurzzeitgedächtnis leidet!

Je mehr das Gehirn arbeiten muss (körperlich-geistig), umso besser ist es durchblutet und Stoffwechselschlacken werden ausgeschieden!

Das Wichtigste ist, ältere Menschen zu motivieren und sie dazu zu animieren, neue Dinge auszuprobieren, neugierig zu bleiben!

DER HAUPTRISIKOFAKTOR IM ALTER IST BEWEGUNGSMANGEL.

2.3 SPORTTAUGLICHKEIT

Die Teilnehmer sollten, bevor sie mit dem Training beginnen, einen Arzt aufgesucht haben, der ihre Sporttauglichkeit attestiert.

Grundsätzlich ist es wichtig, bei der Durchführung von Gruppenkursen Alternativübungen anbieten zu können.

Eine Kursstunde für Ältere sollte deshalb genau vorbereitet werden!

Einige Dinge, die Sie vor dem Kurs klären sollten:

- Vorsicht bei Übungen im Knien. Gibt es Alternativen, Abwandlungen?
- Möchten alle Teilnehmer barfuß mitmachen, oder ist es einem Teilnehmer unangenehm? Dann sollte er ruhig die Schuhe anlassen.
- Kann ich alle Positionen ausführen, auch mit zum Beispiel Rundrücken in der Brustwirbelsäule?
- Sind unabsichtliche „Stolperfallen" im Kursraum beseitigt oder ist der Boden rutschig?
- Fragen Sie nach der Belastbarkeit des Herz-Kreislauf-Systems!
- Achten Sie auf ausreichende Entspannungspausen im Kurs!
- Achten Sie darauf, die Aufstellungsform so zu wählen, dass jeder Teilnehmer Sie gut sehen kann (zum Beispiel Kreis- oder Blockaufstellung)!
- Achten Sie bei Ihren Anweisungen auf eine laute, deutliche und tiefe Stimme, sodass jeder Teilnehmer Ihren Anweisungen folgen kann, auch wenn er Sie nicht so gut sieht!
- Geben Sie deutliche, klare Anweisungen!
- Wichtig ist auch Ihre Körpersprache zusätzlich zum gesprochenen Wort! Deuten Sie sichtbar und klar mit den Händen über dem Kopf!
- Bei zum Beispiel Asthma sollte der Teilnehmer seine Notfallmedikamente dabeihaben!
- Vorsicht bei den ersten Anzeichen von Unterzuckerung (weißes Mund-Nase-Dreieck)! Traubenzucker parat haben als schnelle Hilfe!

Generell gilt: Sport stärkt die Immunabwehr!

KAPITEL 3

3 DIDAKTISCHE ARBEITSWEISE

Was sollten wir mit älteren Menschen besonders trainieren und worauf sollten wir beim Training besonders achten?

3.1 PHYSISCH-MOTORISCHER BEREICH

- Ausdauer,
- Kraft,
- Reaktionsschnelligkeit (Vorsicht bei Übungen, die eine schnelle Aktion fordern: Verletzungsgefahr!),
- Flexibilität/Mobilität,
- Koordination.

Koordinative Fähigkeiten

Bewegen wir uns im Alltag oder beim Training, spielen das zentrale Nervensystem, die Muskulatur und die Sinnesorgane optimal zusammen! Dieses Zusammenspiel nennt sich *Koordination*!

Bewegt sich ein Mensch gut koordiniert, wirkt das nach außen jugendlich, sportlich, attraktiv und selbstbewusst. Die Lebensqualität steigt! Die Bewegungssicherheit steigt!

Koordinative Fähigkeiten lassen sich bis ins hohe Alter sehr gut trainieren.

Man spricht von sieben verschiedenen koordinativen Fähigkeiten, die nicht angeboren sind, sondern erlernt werden müssen:

- Differenzierungsfähigkeit,
- Orientierungsfähigkeit,
- Rhythmisierungsfähigkeit,
- Kopplungsfähigkeit,
- Reaktionsfähigkeit,
- Umstellungsfähigkeit und die
- Gleichgewichtsfähigkeit.

Differenzierungsfähigkeit

Alltagsbezug

Haben Sie schon einmal einen Kirschkuchen gegessen, kräftig gekaut und auf einen Kirschkern gebissen? Wie würden Sie den nächsten Bissen kauen? Wahrscheinlich vorsichtig und zaghaft. Der Körper merkt sich die vorangegangene Situation und reagiert aufgrund von kinästhetischen Rückmeldungen über Rezeptoren in den Muskeln und im Nervensystem mit reduziertem Krafteinsatz.

Wie kann ich das in das Training integrieren?

Führen Sie zum Beispiel eine Übung mal mit und mal ohne Gewichte aus. Somit kann sich Ihr Körper nie auf feste Gegebenheiten einstellen.

Orientierungsfähigkeit

Alltagsbezug

Wenn ältere Menschen in der Stadt unterwegs sind und in eine große Menschenmenge geraten, müssen sie versuchen, sich den Weg durch die Menschenmenge zu bahnen, ohne zusammenzustoßen.

Wie kann ich das in das Training integrieren?

Zum Beispiel mit Körper- oder Kopfdrehungen. Drehen Sie während einer Übung den Kopf nach rechts und links oder schauen Sie von oben nach unten.

Integrieren Sie Spiele in Ihren Kurs, die die Großraumerfahrung Ihrer Teilnehmer herausfordern.

Rhythmisierungsfähigkeit

Alltagsbezug

Jeder Schritt, jede Tat im Alltag und fast jede Bewegung beim Sport ist harmonisch, wenn sie rhythmisch ausgeführt wird. Stellen Sie sich einen Läufer oder Radfahrer vor, dessen Bewegungsablauf nicht rhythmisch ist. Beobachten Sie den Gang älterer, „unsportlicher" Menschen. Sie werden mir zustimmen, die Bewegungen wirken unsportlich und unbeholfen!

Wie kann ich das in das Training integrieren?

Geben Sie zum Beispiel einer Bewegung einen Rhythmus. Führen Sie Übungen im Takt einer Musik aus.

Kopplungsfähigkeit

Alltagsbezug

Sind Sie schon einmal Auto gefahren? Das ist ein sehr gutes Beispiel für diese koordinative Fähigkeit! Kuppeln, Gasgeben, schalten, lenken, blinken ... und das alles perfekt zeitlich, räumlich und dynamisch aufeinander abgestimmt!

Wie kann ich das in das Training integrieren?

Fügen Sie zum Beispiel Arm- und Beinbewegungen zusammen. Trainieren Sie Bewegungsabläufe, keine isolierten Muskeln!

Reaktionsfähigkeit

Alltagsbezug

Sie möchten gerade über die Straße gehen, da kommt plötzlich ein Auto mit überhöhter Geschwindigkeit um die Ecke. Schnelles Reagieren ist jetzt gefragt!

Wie kann ich das in das Training integrieren?

Führen Sie Übungen auf dynamischem (stabilem/labilem) Untergrund aus. Schnelles Reagieren ist gefragt, wenn der Körper aus der Balance kommt und sich wieder ins Gleichgewicht bringen muss.

Umstellungsfähigkeit

Alltagsbezug

Denken Sie an Situationen im Winter. Sie gehen auf der Straße, plötzlich geraten Sie auf ein vereistes Stück Straße. Ihre Schritte müssen sich schnell an die veränderte Gegebenheit anpassen.

Wie kann ich das in das Training integrieren?

Führen Sie zum Beispiel eine Übung zuerst auf festem Untergrund aus, wechseln Sie dann den Untergrund und fahren Sie mit derselben Übung fort.

Gleichgewichtsfähigkeit

Alltagsbezug

Eigentlich ist jeder Schritt beim Laufen schon eine Gleichgewichtsleistung. Kurzzeitig müssen Sie Ihr Körpergewicht auf einem Bein balancieren. Beobachten Sie ältere Menschen, die vielleicht nie ihr Gleichgewicht trainiert haben. Oft holen sie sich ein drittes „Bein", einen Stock, zum Stützen dazu.

Wie kann ich das in das Training integrieren?

Natürlich mit instabilem bzw. labilem Untergrund. Variieren Sie Übungen, indem Sie den Untergrund verändern oder indem Sie die Standfläche verkleinern.

Antizipationsfähigkeit

Alltagsbezug

Sie gehen im Winter auf eine Eisfläche. Bevor Sie auf das Eis treten, können Sie erahnen, wie sich Ihr Körper auf dem Eis verhalten wird.

Wie kann ich das in das Training integrieren?

Trainieren Sie zum Beispiel auf labilem/ instabilem Untergrund. Der Körper kann sich so schon in die Lage versetzen, nimmt den Bewegungsablauf vorweg und reagiert angepasst.

3.2 EMOTIONAL-AFFEKTIVER BEREICH

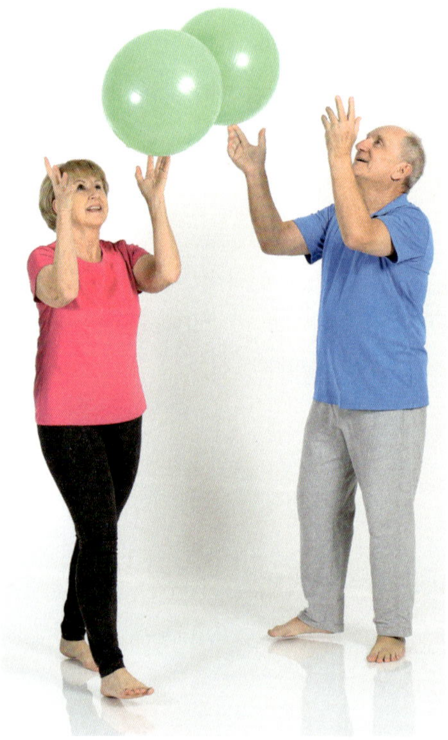

- Körperwahrnehmung schulen,
- Selbstvertrauen stärken,
- Spaß an der Bewegung vermitteln,
- Schulung des Empfindens für äußeren und inneren Rhythmus,
- Hilfe bei der Einschätzung der eigenen Leistungsfähigkeit,
- Mut zum selbstbestimmten Leben, zur Eigeninitiative vermitteln.

TIPPS:

- *Nutzen Sie Kleingeräte und/oder Objekte, das trägt beim Training mit älteren Menschen unheimlich zur Motivation bei!*
- *Schaffen Sie eine Wohlfühlatmosphäre!*
- *Schaffen Sie in der Kursstunde Freiraum für kurze Gespräche!*

3.3 KOGNITIVER BEREICH

Versuchen Sie, nicht nur Anweisungen zur Ausführung der Übungen oder Spiele zu geben, sondern geben Sie Ihren Teilnehmern auch Hintergrundinformationen, warum sie etwas tun:

- Informationen über den natürlichen Alterungsprozess/biologisch-medizinische Gegebenheiten,
- Informationen über Auswirkungen von Bewegung,
- Informationen über die richtige Dosierung von Bewegung.

Dann verstehen die Teilnehmer, dass

GESUNDHEIT DIE EIGENE LEISTUNG IST!

3.4 PSYCHOSOZIALER BEREICH

Spaß, Freude und soziale Kontakte! Diese drei Komponenten sollten in einer Trainingsstunde inbegriffen sein!

Denn, **Körper, Seele und Geist bilden eine Einheit!**

Der Begriff *Resilienz* ist gegenwärtig in aller Munde.

Resilienz steht für die psychische Widerstandsfähigkeit eines Menschen. Es ist die Fähigkeit, Krisen zu bewältigen und als Anlass für Entwicklungen zu nutzen durch Rückgriff auf **persönliche und sozial vermittelte Ressourcen**. Mit Resilienz verwandt sind Entstehung von Gesundheit, Widerstandsfähigkeit, Bewältigungsstrategie und Selbsterhaltung (Quelle: Wikipedia).

Resilienz ist kein Persönlichkeitsmerkmal, sondern eine Kompetenz, die erlernt werden kann. Während unseres gesamten Lebens können wir neue Schaltkreise bilden. Dazu benötigt der Körper die „richtigen, positiven" Gedanken und Gefühle!

Ihre Teilnehmer können mit etwas Übung lernen, ihr Wohlbefinden und ihre positive Lebenseinstellung aufrechtzuerhalten oder wiederzuentdecken.

Die Mittel zum Erreichen dieser Kompetenz sind persönliche, eigene Ressourcen und die soziale Unterstützung.

Für unsere Gruppenkurse bedeutet das, eigene „Stärken zu stärken"!

- Zeigen Sie Ihren Teilnehmern, was für Fähigkeiten in ihnen stecken!
- Fördern Sie die Kreativität Ihrer Teilnehmer!
- Schaffen Sie für jeden einzelnen Teilnehmer Erfolgserlebnisse!
- Fördern Sie die soziale Kompetenz Ihrer Teilnehmer!
- Verhelfen Sie Ihren Teilnehmern zu einem „bewegten" Leben!
- Zeigen Sie den Teilnehmern Wege, gestärkt aus einer „Krise" (zum Beispiel Rückenschmerzen) zu gehen!

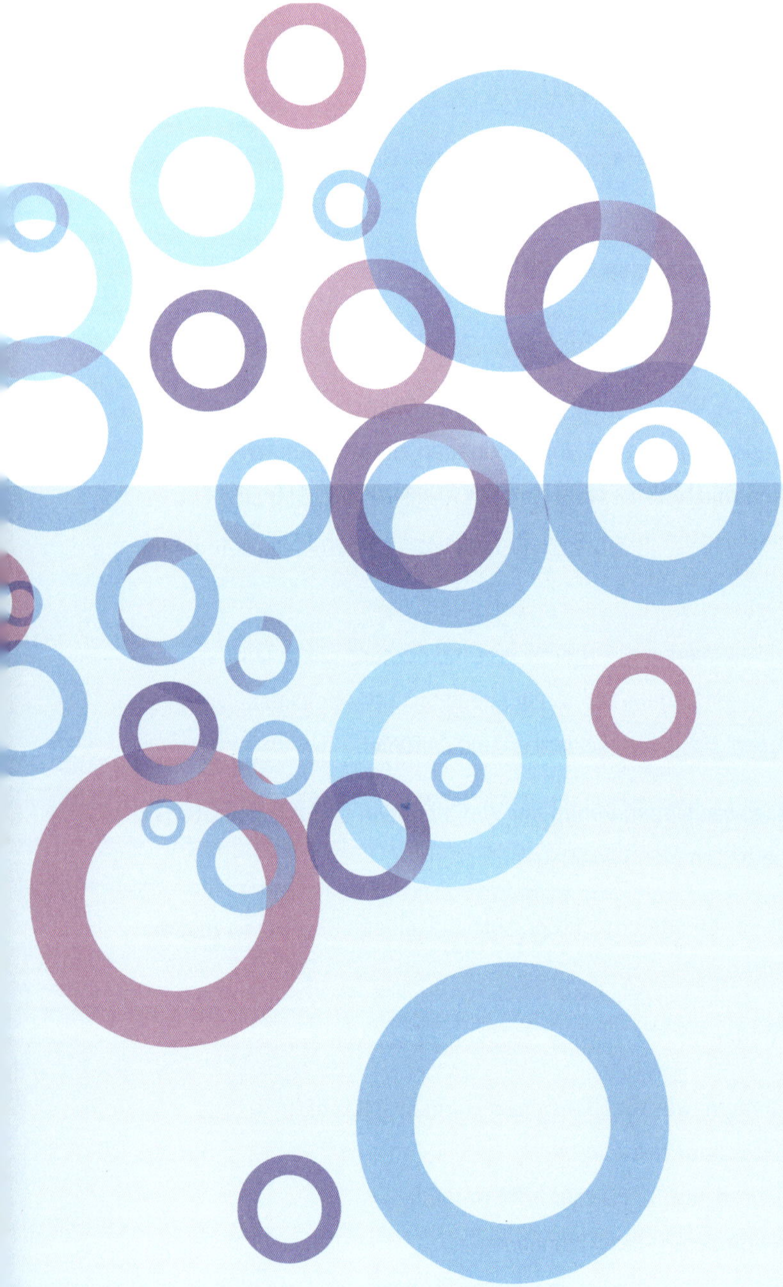

KAPITEL 4

4 PRAXIS

4.1 MOBILITÄT/FLEXIBILITÄT

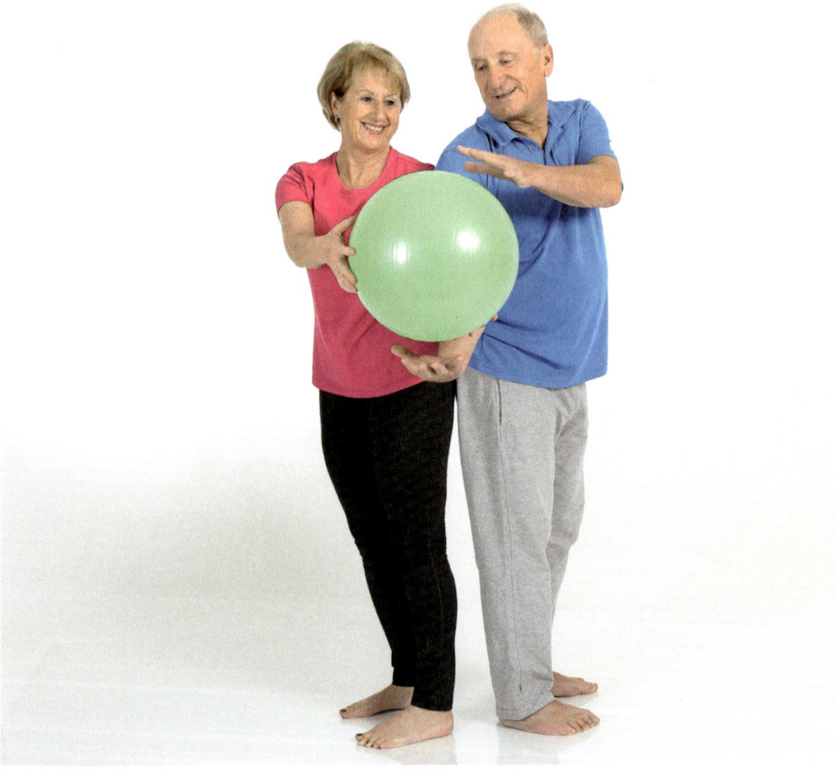

Wollen wir im Alltag mobil bleiben, müssen folgende Gelenksysteme beweglich sein:

- **Fußgelenke,**
- **Hüftgelenke,**
- **Wirbelsäule, besonders im Bereich der Brustwirbelsäule,**
- **Schultergelenke, Schultergürtel.**

Wir wissen darüber hinaus, dass unser Körper ein zusammenhängendes Netzwerk von Muskeln, Knochen und Bindegewebe ist.

Alle verbindenden Elemente unseres Körpers sind **Faszien**!

Oberflächliches Fasziengewebe umgibt unseren gesamten Körper wie ein Taucheranzug. Passt ein Teil des Anzugs nicht mehr, wirkt sich das auf die gesamte „Passform" aus. Das heißt, bildet der Körper Verklebungen im Fasziengewebe, sogenannte *Crosslinks*, dann macht sich das vielleicht an einer ganz anderen Stelle des Körpers bemerkbar.

Da zwischen unseren Gewebsschichten unzählige Mechanorezeptoren liegen, melden diese bei solchen Verklebungen „Schmerzen" an unser Gehirn.

Faszien wachsen mit ihren Aufgaben, das heißt, wenn wir uns bewegen, ist auch unser Faszienqerüst in Bewegung.

Spezielle Übungen helfen, zusätzlich neue Bindegewebszellen zu bilden, „alte" zu vernichten und unseren Faszienkörper geschmeidig, elastisch und trotzdem reißfest zu erhalten.

Vergleichbar mit einem Damenstrumpf, der einerseits elastisch, andererseits jedoch sehr zugfest ist.

Neue Bindegewebszellen bilden, kann unser Körper ein Leben lang! Es ist also nie zu spät!

Erforscht ist:

- Faszien haben Einfluss auf die Muskulatur, die Bewegung, die Haltung und das Schmerzempfinden.
- Faszien registrieren Muskelbewegungen des umgebenden Bindegewebes.
- Faszien sind verantwortlich für die Kraftübertragung.
- Faszien gelten als Wasserspeicher.
- Faszien haben eine Polsterfunktion, siehe Fußsohle.
- Faszien schützen vor Verletzungen.
- Faszien versorgen Knochen und anderes Gewebe mit Nährstoffen.
- Bewegung steigert die eigene Leistungsfähigkeit.
- Faszien formen unseren Körper! Sie sind mit für unser Erscheinungsbild verantwortlich.
- Unsere Gesamtbeweglichkeit hängt vom Fasziengewebe ab. Durch Stress, Operationen, Bewegungsmangel, ... verhärten sich die Faszien, die Elastinanteile im Gewebe nehmen ab! Das Gewebe wird starr und unbeweglich. Das hat zur Folge, dass der Bewegungsspielraum unserer Muskulatur und Gelenke eingegrenzt wird!
- Faszien haben die Fähigkeit zur Nozizeption, also Schmerzwahrnehmung.
- Faszien haben die Fähigkeit zur Propriozeption, also der Wahrnehmung des eigenen Körpers im Raum.
- Das Fasziengewebe wird inzwischen auch der „sechste Sinn" des Menschen genannt, da innerhalb der oberflächlichen Faszienschichten sehr viele Mechanorezeptoren liegen, die unser Gehirn mit Sinnesempfindungen versorgen.

Ursachen für fasziale Beschwerden

- Schonhaltung nach Verletzung oder durch Schmerz.
- Bewegungsmangel oder zu viel oder einseitige Bewegung.
- Dauerhafter Stress (wirkt negativ auf das neuromuskuläre System). Das heißt, innere Gelassenheit senkt unsere Körperspannung. Dagegen kann Stress die Grundspannung der Faszien steigern!
- Operationsnarben.
- Degenerative Prozesse/Alterssteifigkeit.

Das alles kann dazu führen, dass das Gewebe seine Elastizität verliert, verklebt, verfilzt, sich verdreht.

Gesundes Fasziengewebe ähnelt einem Damenstrumpf, es ist **elastisch, geschmeidig, kräftig und reißfest.**

4.2 AUSDAUER

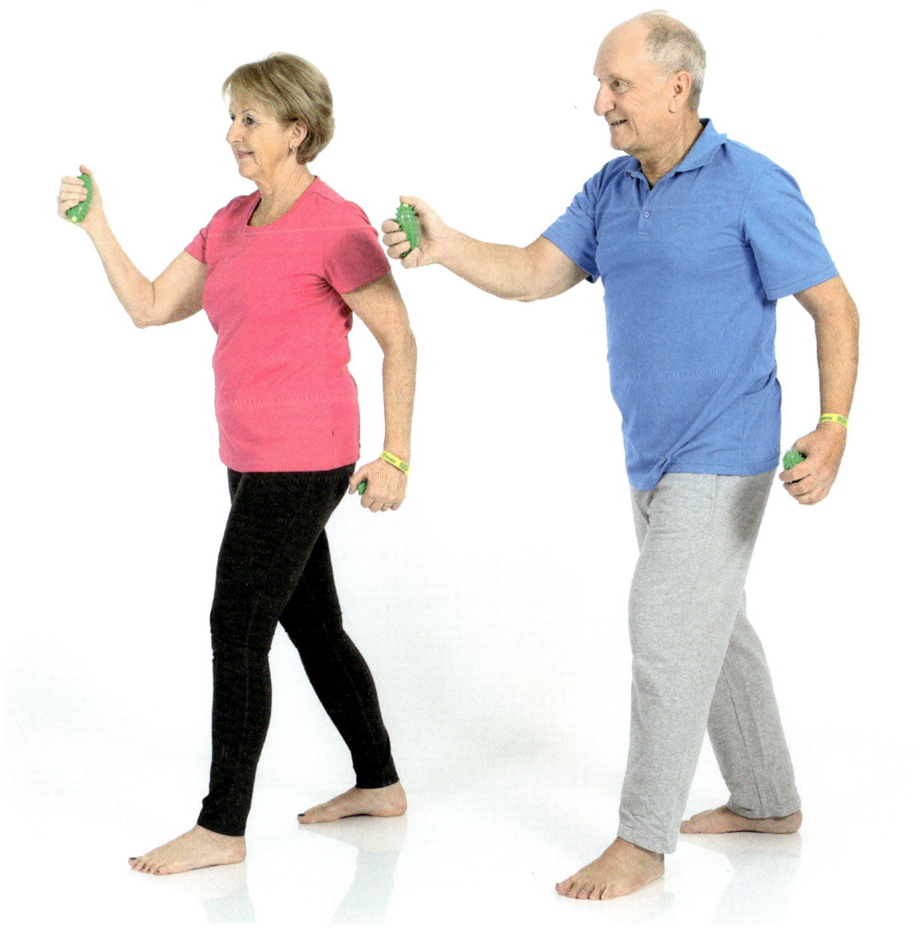

Die Ausdauer lässt sich bis ins hohe Alter trainieren!

Das Wichtigste beim Ausdauertraining:

Empfehlen Sie Ihren Teilnehmern den Ausdauersport, der ihnen Spaß macht!

Regelmäßiges Ausdauertraining in Maßen kann arteriosklerotische Veränderungen der Herzkranzgefäße zurückbilden.

Voraussetzung für ein effektives Ausdauertraining ist jedoch ein über mehrere Wochen vorausgegangenes Muskelkrafttraining der Teilnehmer.

Die Faustformel für den Trainingspuls ist 180 Schläge/Minute minus Lebensalter.

Mindestens 10 Minuten am Tag sollte ungefähr mit diesem Puls trainiert werden. Ein langfristiges Ziel kann es sein, 3 x in der Woche 30 Minuten seine Ausdauer zu trainieren.

Positive Auswirkungen einiger Ausdauersportarten für Senioren

- Walking/Wandern
  Schulung der allgemeinen aeroben Ausdauer.
  Bewegung in der Natur.
  Schulung des Gangbildes im Sinne der Alltagsmotorik.
  Verbesserung des Stoffwechsels von Muskeln, Sehnen, Bändern, Knorpel, Knochen durch Druckbelastung des ganzen Körpers.

- Schwimmen
  Entlastung des aktiven und passiven Bewegungsapparats.
  Das Wasser als Trainingsgerät, dadurch sind keine ruckartigen Bewegungen möglich.
  Schulung der kinästhetischen Wahrnehmung.
  Verletzungsgefahr ist sehr gering.
  Erhöhung des Wärmeaustauschs.

- Radfahren
  Schulung der Gleichgewichtsfähigkeit.
  Schulung der allgemeinen aeroben Ausdauer.
  Verbesserung des Stoffwechsels von Muskeln, Sehnen, Bändern, Knorpel, Knochen durch Druckbelastung des ganzen Körpers.
  Entlastung der Gelenke der unteren Extremitäten.
  Bewegung in der Natur.

- Tanz
  Verbesserung des Stoffwechsels von Muskeln, Sehnen, Bändern, Knorpel, Knochen durch Druckbelastung des ganzen Körpers.
  Schulung der Koordination.
  Schulung des Körpergefühls.
  Soziale Integration.
  Schulung der Rhythmisierungsfähigkeit.

- Skilanglauf klassisch
  Beanspruchung des gesamten Körpers.
  Schulung der Koordination, im Sinne der Alltagsmotorik.
  Verbesserung des Stoffwechsels von Muskeln, Sehnen, Bändern, Knorpel, Knochen durch Druckbelastung des ganzen Körpers.
  Naturerlebnis.
  Beweglichkeitserhaltung der Hüft- und Schultergelenke.
  Stoßbelastung gering.

4.3 KRAFT

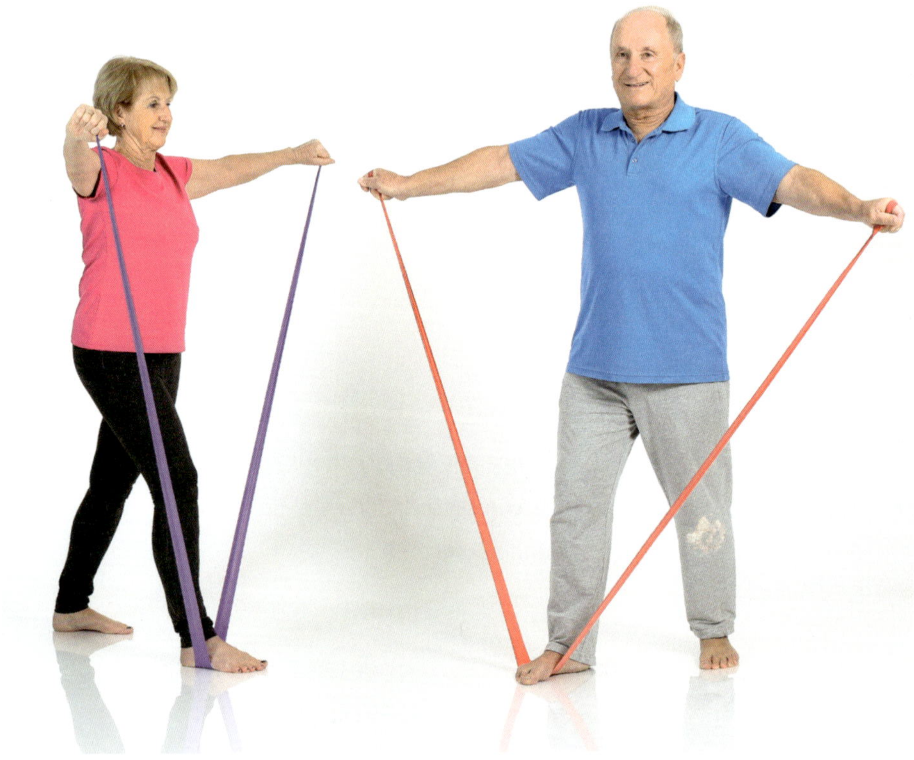

Ab dem 30. Lebensjahr nimmt die Muskelmasse ab!

Deshalb ist es besonders wichtig, wenn wir fit und mobil älter werden möchten, unsere Muskulatur zu trainieren.

Scheinbar ganz einfache Bewegungen im Alltag, wie aus dem Bett steigen, aus dem Auto steigen, Treppen gehen oder die Einkaufstasche tragen, werden mit wenig Muskelkraft fast unmöglich und schränken bei Nichtkönnen den Alltag extrem ein.

Sowohl mit als auch ohne Kleingeräte kann effektiv trainiert werden. Gleichzeitig sollte eine Schulung der Gleichgewichtsfähigkeit in die Übungen integriert werden.

Kräftigen sollten wir deshalb mit älteren Menschen vor allem folgende Muskelgruppen *(Alltagsrelevanz):*

- Die tiefen Muskelschichten, die unwillkürlich und reaktionsschnell vor jeder Bewegung aktiv werden und die Gelenke schützen und stabilisieren. Dazu eignen sich am besten Gleichgewichtsübungen (siehe Kap. 4.4).
  Sturzprophylaxe
- Oberschenkelmuskulatur, Gesäß, untere Rückenmuskulatur, Hüftbeuger
  Aufstehen, gehen, stabil stehen, Treppen steigen.
- Rückenstreckmuskulatur, obere Rückenmuskulatur, Bauch- und Beckenbodenmuskulatur
  Aufrichtung, stabile Mitte.
- Brust-, Schulter-, Armmuskulatur
  Ziehende Muskulatur (Rücken, Bizeps), drückende Muskulatur (Brust, Trizeps).
  Abstützen, wegdrücken, Bewegungen, wie sich anziehen, die Haare waschen.

Für die Dauer der jeweiligen Übung empfehle ich:
Bei dynamischen Übungen: 10-15 Wiederholungen in zwei Sätzen.
Bei statischen Positionen die Übung ca. 20 Sekunden halten.

Was zu beachten ist:

- Achten Sie auf die Belastbarkeit von Sehnen, Bändern und Gelenken.
- Qualität vor Quantität.
- Umfang vor Intensität.
- Erholungspausen einplanen.
- Die Belastung gering halten, dabei die Wiederholungszahl steigern, jedoch das Tempo der Übung nicht zu sehr steigern.
- Mit einfachen Übungen beginnen und nach und nach zu komplexeren Bewegungsmustern ausbauen. Das heißt, mehrere Muskelgruppen werden nacheinander geschaltet oder gleichzeitig trainiert. Da hat den Vorteil des höheren Alltagsbezugs als das isolierte Training einzelner Muskelgruppen.
- Wenn der Teilnehmer nur maximal acht Wiederholungen schafft, ist die Übungsauswahl zu schwer, dann leichtere Gewichte, ein leichteres Powerband, ... nutzen.
- Vorsicht bei statischem Krafttraining: keine Pressatmung.
- Auf eine korrekte Haltung achten!
- Die Atmung ansprechen!

4.4 GLEICHGEWICHT

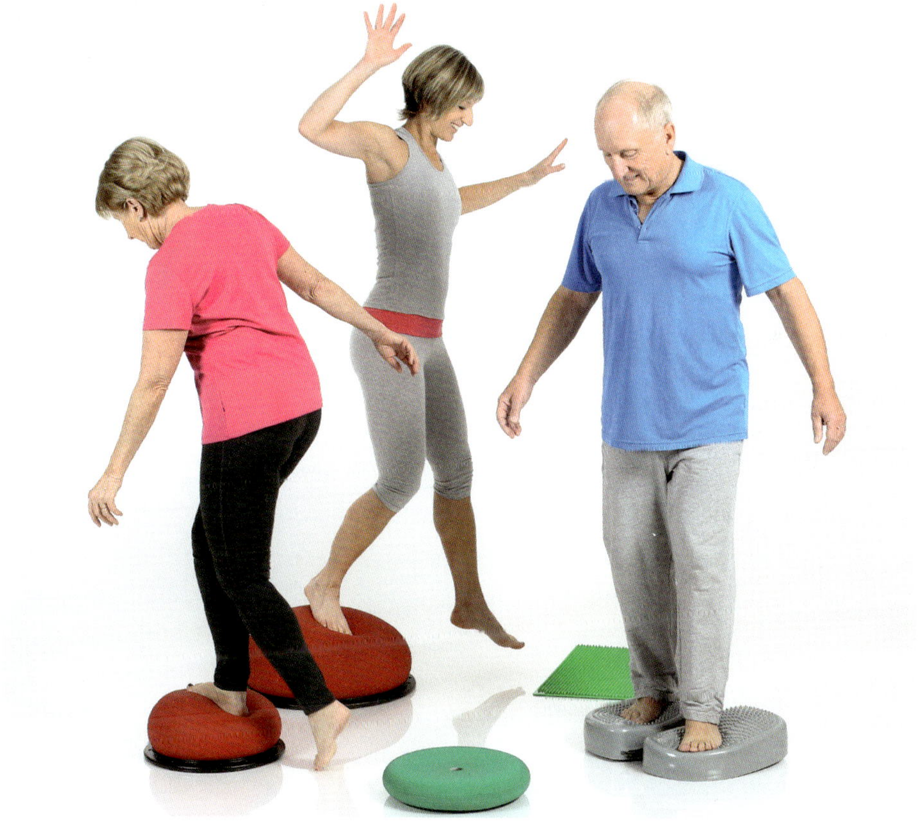

Haben Sie schon einmal Menschen auf der Straße beobachtet, wie sie gehen? Oder wie sie sich im Alltag verhalten?

Oft holen sich ältere Menschen ein drittes Bein (einen Stock) hinzu, um sicherer auf ihren Beinen zu stehen und gehen mit breit geöffneten Füßen.

Ein jugendlicher Gang setzt die Füße relativ nah nebeneinander auf.

Aber auch schon in jungen Jahren sind Menschen bequem und stützen sich immer irgendwo ab, um nicht aus dem Gleichgewicht zu kommen. Zum Beispiel im Bus, in der Straßenbahn. Sogar beim Zähneputzen wollen wir uns mit einer Hand am Waschbecken abstützen, um möglichst stabil zu stehen.

Ein solches Verhalten fördert natürlich im Laufe des Lebens nicht unbedingt unsere Gleichgewichtsfähigkeit!

Fühlen sich Menschen dann irgendwann schon beim Gehen nicht mehr sicher, dann trauen sie sich nicht mehr aus dem Haus, sie schränken ihre Mobilität drastisch ein.

Das Ziel der Kursstunde sollte es sein, die Gleichgewichtsfähigkeit der Teilnehmer zu erhalten oder ihnen zu helfen, sie wiederzuerlangen.

Um schnell und sicher auf unvorhergesehene Situationen zu reagieren, ist es wichtig, unsere Muskelschichten (die tief liegenden mit den oberflächlichen Muskelschichten) richtig zu koordinieren.

Für die Kursstunden bedeutet das, die Teilnehmer müssen wieder lernen, äußere und innere Reize wahrzunehmen und darauf zu reagieren.

Jeder Bewegung, das heißt jeder Aktion der oberflächlichen Muskulatur, geht ein Aktivieren der tiefen Muskelschichten voraus. Somit schützen wir unwillkürlich unsere Gelenke und stabilisieren unseren Körper. Trainieren können wir dieses unwillkürliche Vorschalten der tiefen Muskelschichten, indem wir unsere Sinne trainieren.

Wahrnehmung – Reaktion!

Für diese neurale Reaktion stehen uns verschiedene Analysatoren zur Verfügung.

Innere Reize/sensible Analysatoren (Propriozeptoren)

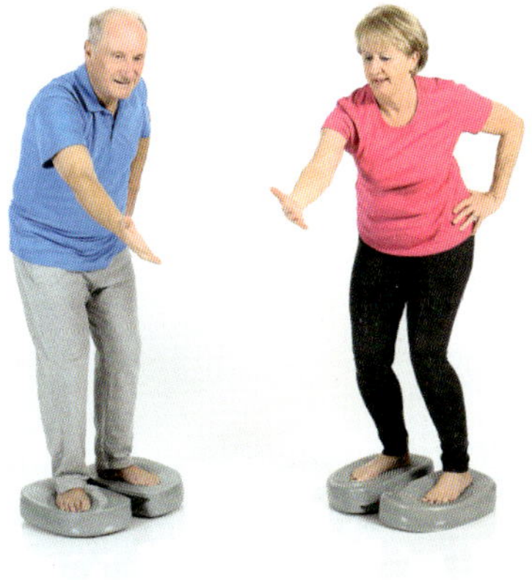

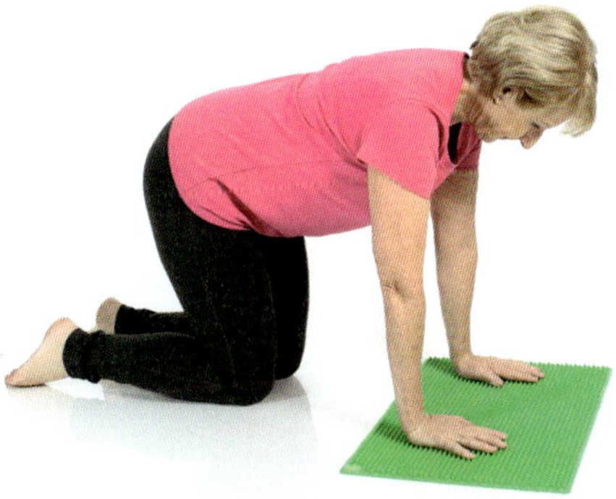

1. Vestibulärer Analysator

Unterlagen abwechseln; den Kopf in verschiedene Richtungen drehen.

2. Taktiler Analysator

Wahrnehmung der Oberflächen; Unterstützung einer Bewegung durch den Partner.

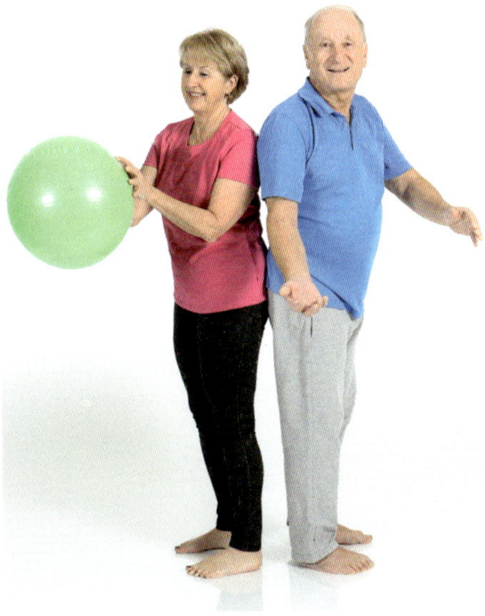

3. Kinästhetischer Analysator

Eine Bewegung bewusst wahrnehmen, dabei bietet es sich an, mit leichten Gewichten zu arbeiten.

Äußere Reize/sensorische Analysatoren (Exterozeptoren)

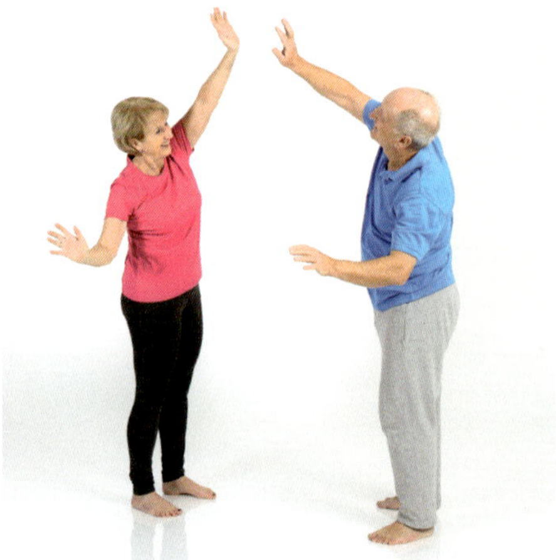

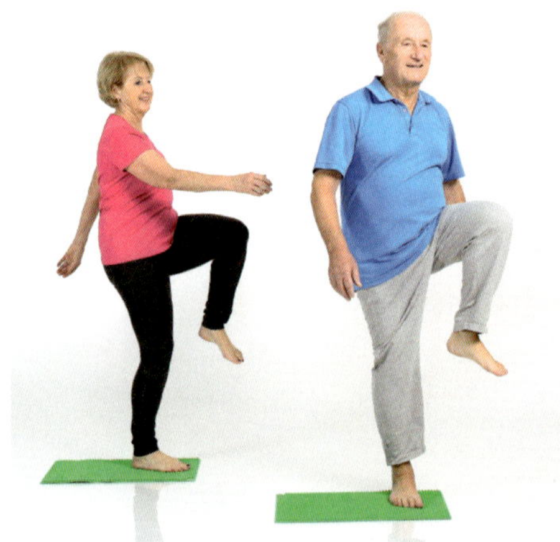

1. Optischer Analysator

Kontrolle einer Bewegung im Spiegel; die Augen während einer Bewegung von rechts nach links, von oben nach unten bewegen; „Schattenspiele".

2. Akustischer Analysator

Eine Bewegung mit einem Rhythmus begleiten; sich zu Musik bewegen.

Bei dynamischen Gleichgewichtsübungen spätestens nach 45 Sekunden eine Pause machen!

4.5 ENTSPANNUNG

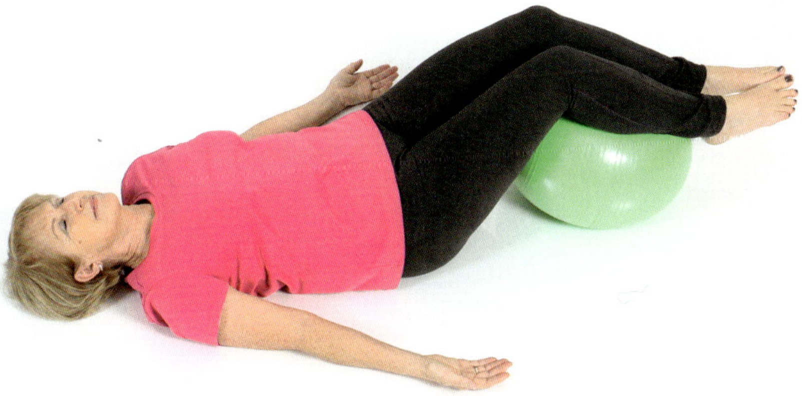

Stress spüren nicht nur „junge Menschen“ in der Arbeitswelt, Stress kann auch im Alter ein belastender Faktor für die Psyche sein.

Stress ist oft eine Ursache des Alterns.

Der Grund dafür ist, dass sich Menschen nicht mehr an verschiedenste Umwelteinflüsse anpassen können. Auf diese überfordernde Herausforderung reagiert der Organismus mit Stress!

Sie können unterschiedlichste Entspannungsformen wählen.

Im folgenden Kapitel stelle ich Ihnen einige Beispiele vor für geeignete Formate.

Vielleicht möchten Sie eine komplette Kurseinheit *Entspannung* anbieten, oder integrieren Sie einen Teil der Entspannung in bestehende Kursformate.

Die Ziele der Entspannung sollten sein:

- Verspannungen lösen;
- Stress reduzieren;
- Gelassenheit erreichen;
- Schulung von Beweglichkeit, Körperwahrnehmung, Resilienz, Selbstwirksamkeit und Haltung;

- Stärkung des Immunsystems;
- Schulung der Atmung.

Einige Überlegungen, bevor Sie mit Entspannungsformen beginnen:

- Haben Sie Teilnehmer mit Rückenbeschwerden im Kurs?
- Haben Sie Teilnehmer mit Knie- oder Hüftgelenkarthrosen im Kurs?
- Können sich Ihre Teilnehmer ohne Probleme auf den Boden legen und wieder aufstehen?
- Haben Ihre Teilnehmer in Bodenlage mit Schwindel zu tun?

Auswahl an Entspannungsformen

- **Yoga**
  Im Yoga wird sowohl die physische als auch die psychische Gesundheit beeinflusst. Durch die einzelnen Yogapositionen werden Kraft, Flexibilität, Balance und Kraftausdauer geschult.
  Lebensenergien sollen wieder zum Fließen gebracht, innere Heilkräfte aktiviert und die Organe durchblutet werden.

- **Tai-Chi**
  Eine Kombination aus Kampftechnik und bewegter Meditation. Bestimmte, fließende Bewegungen sollen Blockaden lösen und den Energiefluss im Körper anregen. Entspannung und Ruhe sind das Ziel des Übens.

- **Pilates**
  Pilates ist ein ganzheitliches Fitnessprogramm, benannt nach seinem Entwickler, Joseph Pilates. Mittelpunkt der Übungen ist das *Powerhouse*, die Zentrierung der Kräfte. Die Übungen werden langsam und konzentriert mit dem Atemfluss ausgeführt. Indem man sich auf Haltung, Muskelanspannung und Atemtechnik konzentriert, ist kein Platz mehr für Gedanken an andere, vielleicht belastende Gedanken.

- **Qigong**
  Die Übersetzung von *Qi* bedeutet *Atem, Energie* und *Lebensenergie. Gong* bedeutet *Übung, Arbeit.* Qigong ist eine Kombination aus Meditation und Bewegung.

- **Autogenes Training**
  Ein Training für Entspannung von innen heraus. Autogenes Training ist ein wissenschaftlich anerkanntes Verfahren zur Entspannung.
- **Muskelentspannung nach Edmund Jacobson**
  Durch willentliche Anspannung und Entspannung bestimmter Muskelgruppen wird der Körper in einen Zustand der tiefen Entspannung gebracht.
- **Atemgymnastik**

Atem ist unser Leben

Was gibt es Wichtigeres in unserem Leben als den Atem? Er versorgt unseren Körper mit Sauerstoff! Richtiges Atmen lässt uns entspannen, Energie tanken und erhält uns gesund.

„Einem entspannten Körper folgt ein entspannter Atem. Einem entspannten Atem folgen ein entspannter Geist und ein gelöster Körper" (Höfler, 2012).

Da wir im Alltag, Gott sei Dank, nicht bewusst ein- und ausatmen müssen, fällt uns nicht auf, wie komplex der Vorgang „Atmung" eigentlich für unseren Körper ist.

Wir haben in unserem Körper einen sogenannten *Atemregler*, ein Schaltzentrum unseres Atemzentrums. Es sitzt im verlängerten Rückenmark im Bereich des Genicks. Von hier aus bekommt unser Körper die Information, wie viel Kohlendioxid abtransportiert und Sauerstoff aufgenommen werden muss.

Dabei kommen einige Muskeln zum Einsatz. Die Hauptmuskeln der Atmung sind das Zwerchfell und die Zwischenrippenmuskulatur. Hilfsmuskeln der Atmung sind der Sägemuskel, der Brustmuskel und der Kopfwender. Diese Muskeln sollten allerdings beim „normalen" Atmen nicht aktiviert werden. Bei Anstrengung oder in Stresssituationen kommen sie zum Einsatz. Das wird äußerlich sichtbar, wenn sich die Schultern beim Atmen heben.

Atemübungen sind für jeden positiv. Besonders werden natürlich Menschen mit Atemwegserkrankungen, wie zum Beispiel Asthma oder chronischer Bronchitis, die Wirkung auf ihre Gesundheit spüren.

Wichtig für alle Atemübungen ist:

- Finden Sie Ihren eigenen Atemrhythmus.
- Nutzen Sie alle Atemräume.
- Beste Haltung ist der Sitz auf einem Stuhl, im Schneider- oder Fersensitz.
- Den Atem immer fließen lassen.
- Die Schultern tief nach hinten unten ziehen.
- Die Ausatmung ist länger als die Einatmung.
- Die Atempause nach dem Ausatmen ist eine wichtige Phase in der Atementspannung.
- Nach jeder Übung nachspüren!
- Wiederholen Sie die Übungen, so oft Sie möchten.
- Immer durch die Nase einatmen, durch den Mund die Luft sanft ausströmen lassen.

(Für Geübtere ist auch die Ausatmung durch die Nase möglich.)

Die verschiedenen Atemräume sind:

- Bauch-Zwerchfell-Atmung,
- Brustatmung,
- seitliche Flankenatmung,
- Rückenatmung.

Bei der „richtigen" Atmung arbeiten die Atemmuskeln, nicht die Atemhilfsmuskeln, und alle Atemräume werden durchlüftet: Durch die Senkung des Zwerchfells, das den unteren Lungenanteilen Platz macht, hebt sich zuerst der Bauch, die unteren Rippen weiten sich. Dann hebt sich der Brustkorb. Die äußeren Zwischenrippenmuskeln ziehen die Rippen auseinander, dadurch wird der Brustkorb nach vorne und zur Seite weit. Die Lunge folgt passiv dieser Brustkorbbewegung und weitet sich nun im mittleren und oberen Bereich. Diese Atembewegung setzt sich bis in die Lungenspitzen unter den Schlüsselbeinen fort.

Beim Ausatmen senkt sich zuerst der Bauch und die unteren Seiten, dann die Lenden, dann der Brustkorb.

Atemgymnastik

Durch Dehnung, Kräftigung, Gleichgewichtsübungen in verschiedenen Positionen soll die Atmung beeinflusst werden. Wichtig ist, dass Sie die Übungen ruhig und konzentriert ausführen. Es folgt ein Wechsel zwischen Spannung und Lösung, Anstrengung und Erholung.

Ziel ist es, seinen Atem bewusst zu erleben, Bewegungsgrenzen zu erfahren, das eigene Körperbewusstsein zu stärken und sich zu entspannen.

Durch

- Balanceübungen,
- dorsale Dehnungen,
- laterale Dehnungen mit und ohne Verwringung,
- ventrale Dehnungen,
- Rollen,
- Entspannungslagerungen
  (verändert nach Organgymnastik nach Medan)

erhöht sich das Atemvolumen, der Atemraum wird erweitert und die Atemfrequenz verringert sich.

Nun einige Beispiele für Atemgymnastik
Verharren Sie 5-6 Atemzüge in der jeweiligen Position. Mit dem Einatmen versuchen Sie, sich in die Länge zu ziehen.

Nehmen Sie entweder eine Übung heraus oder hängen Sie folgende Übungen hintereinander.

Beginnen Sie in liegender oder stehender Position, schließen Sie die Augen und spüren Sie bewusst Ihre Atmung. Das Ein- und Ausatmen, die Atempause. Versuchen Sie, das Ausatmen zu verlängern. Wenn Sie möchten, zählen Sie dabei im Kopf langsam bis drei. Lenken Sie 5-6 Atemzüge Ihre Gedanken nur auf den eigenen Körper.

Nun öffnen Sie wieder die Augen und gehen durch den Raum. Der Blick geht in den Horizont. Gehen Sie langsam! Mit dem Einatmen zwei Schritte, mit dem Ausatmen vier

Schritte. Richten Sie Ihre volle Aufmerksamkeit auf Ihren Atem und auf sich! Das Gehen können Sie zwischen drei und 15 Minuten lang durchführen, ganz wie es in Ihr Stundenbild hineinpasst.

Atemübungen

- **Herabschauender Hund**

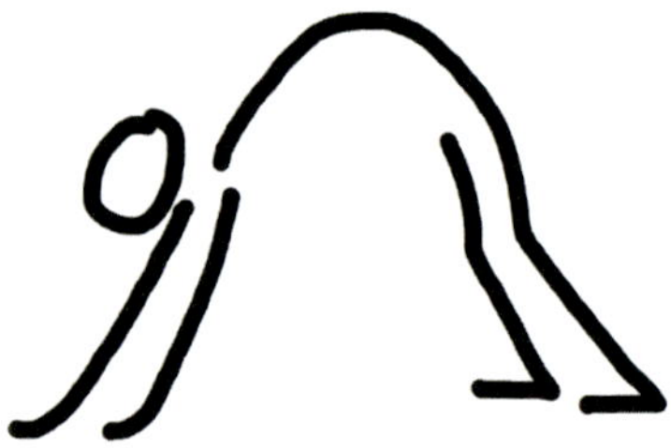

Aus dem Vierfüßlerstand mit dem Steißbein in Richtung Decke schieben. Das Brustbein mit jedem Ausatmen bewusst in Richtung Oberschenkel fallen lassen. Als Erleichterung die Knie beugen. Das Gefühl haben, mit den Händen den Boden nach vorne wegzuschieben, mit den Füßen den Boden nach hinten wegzuschieben.

- **Vierfüßlerstand**

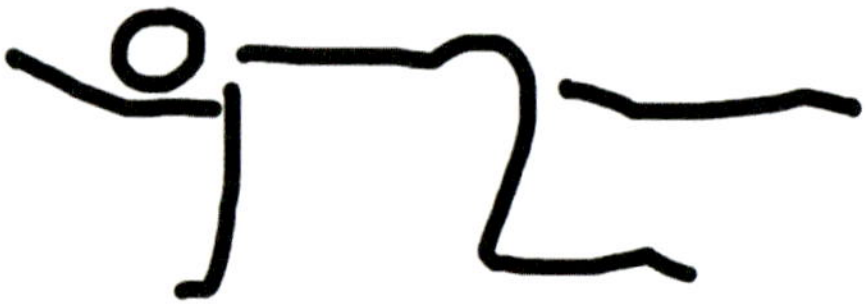

Aus dem Vierfüßlerstand einen Arm nach vorne und das gegenüberliegende Bein nach hinten ausstrecken. Mit jedem Einatmen verlängern, mit dem Ausatmen wieder lösen. Der Kopf bleibt in Verlängerung der Wirbelsäule! Der Rücken ist in seiner physiologischen Form!

- **Bauchlage**

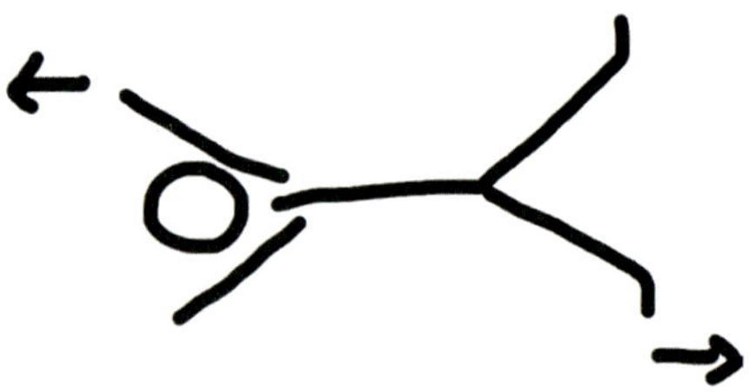

Aus der Bauchlage einen Arm nach vorne und das gegenüberliegende Bein nach hinten lang ziehen. Mit jedem Einatmen verlängern, mit dem Ausatmen wieder lösen.

Der Blick bleibt nach unten!

- **Mondlagerung**

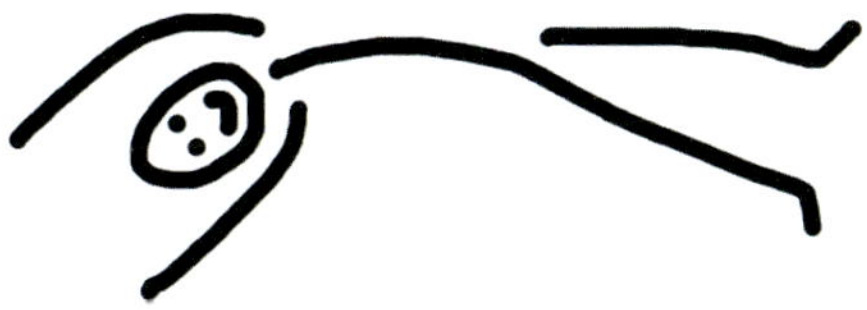

Aus der Rückenlage den Oberkörper, die Arme und die Beine wie einen Halbmond formen. Mit jedem Einatmen die lange Seite verlängern, mit dem Ausatmen wieder lösen.

Das Becken bleibt stabil auf dem Boden liegen!

- **Seitlage**

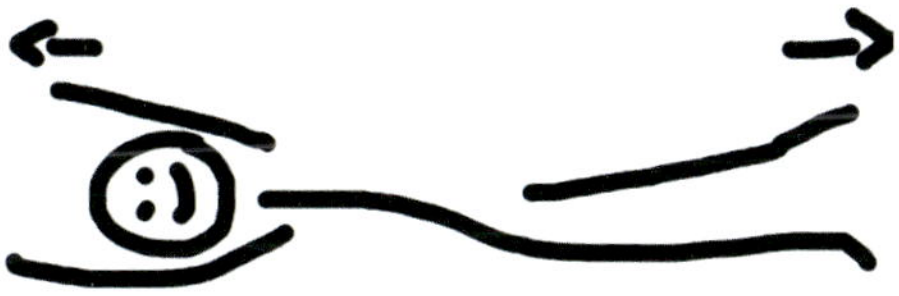

Aus der gestreckten Seitenlage das obere Bein und den oberen Arm gestreckt leicht anheben. Mit jedem Einatmen die Seite verlängern, mit dem Ausatmen wieder lösen.

Das Becken bleibt senkrecht liegen!

- **Rückenlage, Knie über gestrecktes Bein**

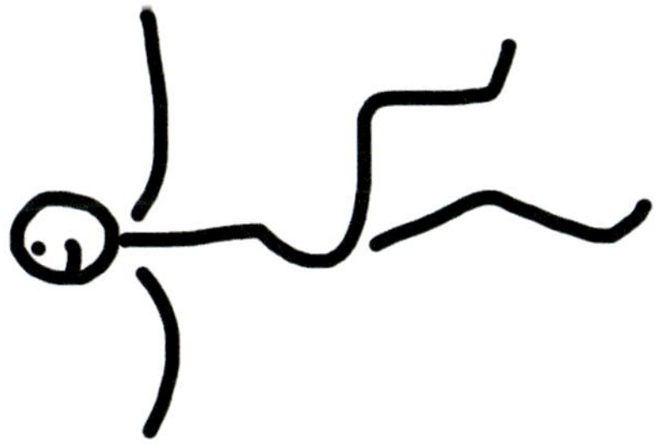

Aus der Rückenlage ein Bein über das andere Bein kreuzen. Die Arme zur Seite ausstrecken. Der Kopf schaut zur Gegenseite.

Mit dem Einatmen das Steißbein in Richtung Ferse ziehen. Mit dem Ausatmen wieder lösen.

Die Schultern bleiben am Boden!

- **Seitliche Rolle in Rückenlage**

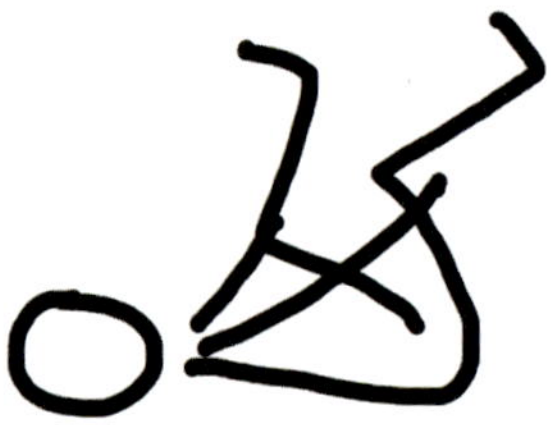

Aus der Rückenlage beide Unterschenkel mit den Händen fassen. Die Knie weit öffnen. Ausatmen, den gesamten Körper auf eine Seite rollen. Dann mit dem Einatmen die Knie wieder nacheinander zurück zur Mitte holen und mit dem Ausatmen zur anderen Seite fallen lassen.

Der Kopf rollt entspannt von der einen zur anderen Seite!

- **Entspannung mit Entspannungsreise in Rückenlage**

Beispiel für eine Entspannungsreise

„Lenken Sie Ihre Aufmerksamkeit zu Ihrem Atem! Legen Sie sich in Gedanken auf einen Steg am See. Riechen Sie den Duft des Wassers und der frischen Luft. Sie spüren einen sanften Luftstrom in Ihrem Gesicht. Stellen Sie sich nun vor, über Ihrem Gesicht schweben viele kleine Luftblasen. Sie steigen ganz langsam in Richtung Himmel. Es entstehen immer wieder neue Blasen, die in Richtung Himmel steigen. Schauen Sie zu, wie sie sich ganz langsam in Richtung Himmel bewegen. Lassen Sie Ihre Gedanken und Gefühle mit den Luftbläschen nach oben steigen. Spüren Sie, wie sich Ihr Gesicht dadurch weich und schwerelos anfühlt!"

Kurze Entspannungspausen – TIPPS für den Alltag

Bauchatmung

Aufrechter Stand. Die Hände auf den Bauch unterhalb des Bauchnabels legen. Nun bewusst ein- und ausatmen. Dabei beim Ausatmen den Atem verlängern. Spüren, wie sich beim Einatmen die Bauchdecke weitet, beim Ausatmen sich wieder senkt.

Rückenatmung

Sitz auf der vorderen Hälfte eines Stuhls oder Gymnastikballs. Die Ellbogen auf die Knie legen. Kopf, Nacken und Rücken sind entspannt. Den Atem fließen lassen und bewusst in den Rücken atmen und spüren.

Stakkatoatmung

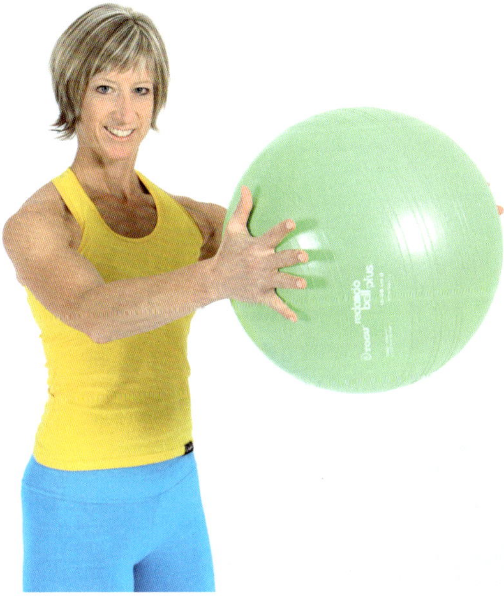

Aufrechter Stand. Den Redondo®Ball Plus zwischen beide Handballen nehmen. In kleinen Stößen durch die Nase einatmen, dabei sanft den Ball mit den Handballen im Rhythmus der Atmung drücken. Dann ausatmen und die Luft langsam ausströmen lassen. Dabei langsam und leicht steigernd den Ball zusammendrücken.

Bewusst die Gedanken zum Zwerchfell lenken (unterhalb des Brustkorbs).

Diese Übung ist auch ohne die taktile Hilfe des Balls möglich.

4.6 SPIELERISCHES BEWEGEN

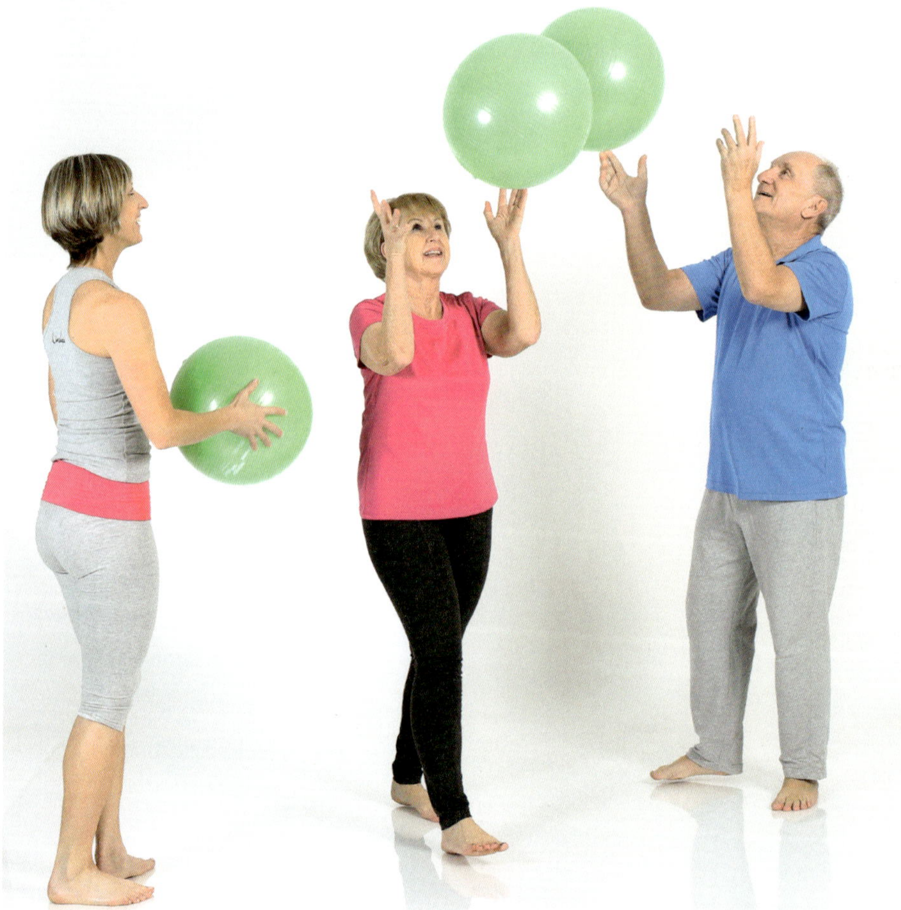

Ziele von Bewegungsspielen:

- Spaß an der Bewegung;
- Schulung der motorischen Fertigkeiten wie Gehen, Laufen, Springen, Werfen, Fangen, Balancieren, Ziehen, Schieben;
- Verbesserung der motorischen Beanspruchungsformen wie Kraft, Ausdauer, Flexibilität, Koordination, Rhythmus;
- Verbesserung des Körpergefühls;
- Verbesserung des Selbstbewusstseins.

Wichtig:

- Vermeiden Sie einen Wettbewerbscharakter, das führt zu übermäßigem Leistungsdenken Ihrer Teilnehmer.
- Vermeiden Sie auch Überanstrengung, statische Kraftleistungen und Schnellkraftformen.
- Die Regeln des Spiels sollten von Ihnen jederzeit veränderbar sein!
- Spiele mit Senioren sollten so ausgewählt werden, dass zuerst die Körperbewegungen im Großraum erlernt werden, dann erst Spielformen mit feinmotorischeren Inhalten anbieten.

Spiele sollten verschiedenste, koordinative Fähigkeiten ansprechen wie:

- Großraumerfahrung:
  Orientierung des Körpers in Raum und Zeit.

- Körpererfahrung:
  Wahrnehmen von Kopf, Rumpf, Extremitäten. Die Teilnehmer lernen, Bewegungen ökonomisch angepasst auszuführen.

- Sinneserfahrung:
  Die Teilnehmer lernen, äußere und innere Reize wahrzunehmen und darauf zu reagieren: akustisch, visuell, taktil, kinästhetisch.

- Kleinraumerfahrung:
  Schulung von Gleichgewicht, Auge-Hand-Fuß-Koordination.

- Kontrolle der willentlichen Hemmung, der Anspannung und Entspannung:
  Die Teilnehmer lernen, sich zu entspannen mithilfe von Atem- und Entspannungsübungen.

- Rhythmisierungsfähigkeit einer Bewegung, einer Handlung:
  Die Teilnehmer lernen, sich an verschiedene Zeitstrukturen anzupassen und somit ihren eigenen Rhythmus zu finden.

Beispiele für Bewegungsspiele

Schattenspiel

Sinneserfahrung

Körpererfahrung

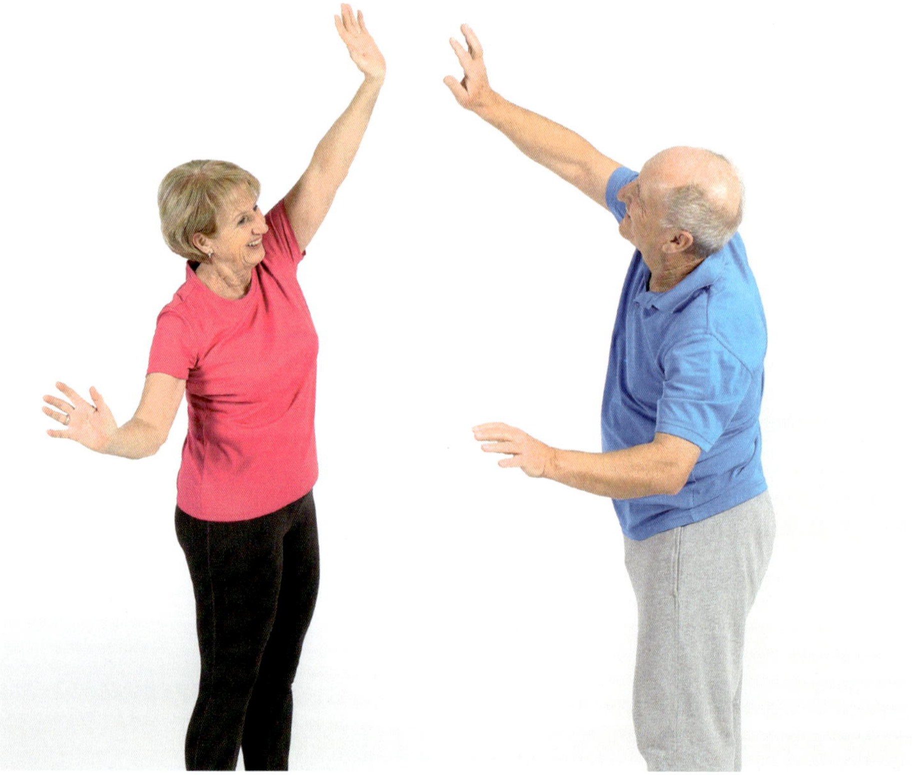

Zu zweit sich gegenüberstehen. Ein Teilnehmer führt Bewegungen mit den Armen und Händen aus, der Partner versucht, die Bewegungen wie ein Schatten zu verfolgen und nachzuahmen.

Die Bewegungen langsam ausführen!

Brasil®Base Spiel

Großraumerfahrung
Brainfitness
Reaktionsschnelligkeit

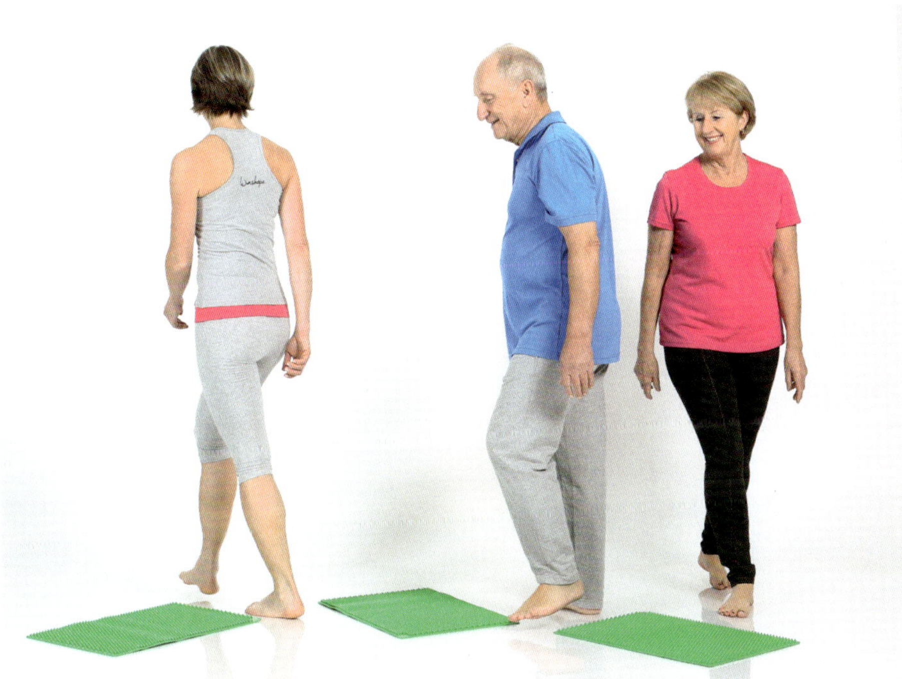

Am Boden liegen Brasil®Base (alternativ Teppichfliesen, aber Vorsicht, die Matten sollten nicht auf dem Boden wegrutschen!) in der Anzahl der Teilnehmer. Zur Musik durch den Raum um die Matten herum und/oder über die Matten drübergehen. Bei Musikstopp sich auf eine Matte stellen. Das ist die Matte eins. Dann weitergehen. Bei Musikstopp sich auf eine zweite Matte stellen. Dann wieder weiter. Bei Musikstopp auf Kommando „Matte eins" wieder zur ersten Matte gehen, dann wieder zur „Matte zwei", dann noch eine dritte Matte hinzunehmen usw.

Als Steigerung kann jeder Teilnehmer sich für jede Matte eine besondere Bewegung überlegen. *Das fördert die Kreativität und Selbstständigkeit.*

Ballübergabe

Körpererfahrung
Kleinraumerfahrung
Anpassungsfähigkeit

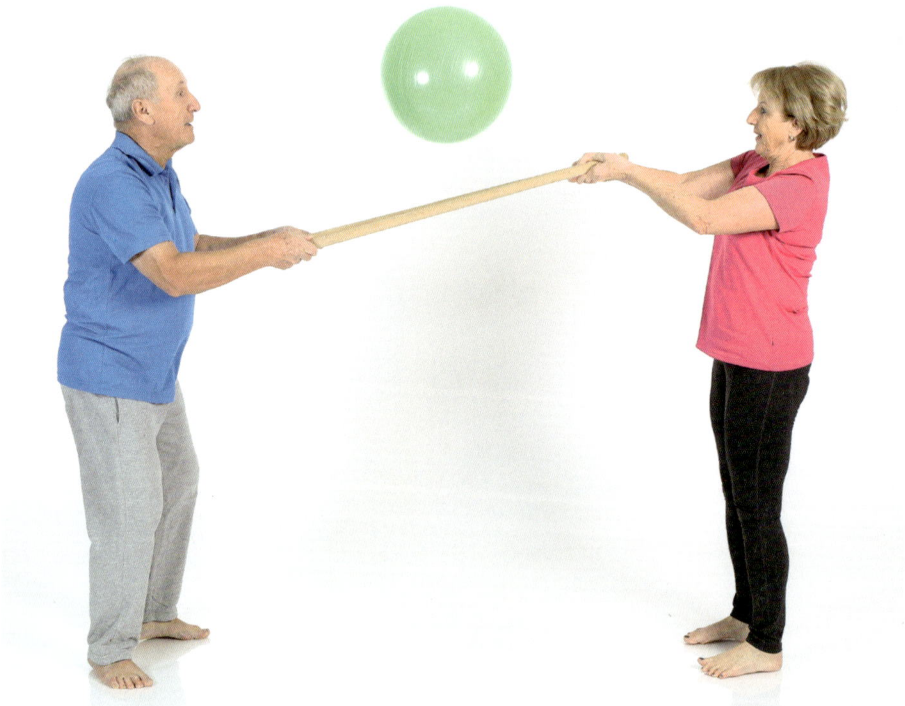

Zwei Teilnehmer stehen sich gegenüber. In jeder Hand ein Ende eines Gymnastikstabs. Wie auf zwei Schienen einen Redondo®Ball Plus von dem einem zum anderen Partner rollen lassen.

Alternativ den Ball hochwerfen und mit den Stäben wieder auffangen.

Der Ball darf nicht zu klein sein!

Ball in der Luft

Großraumerfahrung
Kleinraumerfahrung

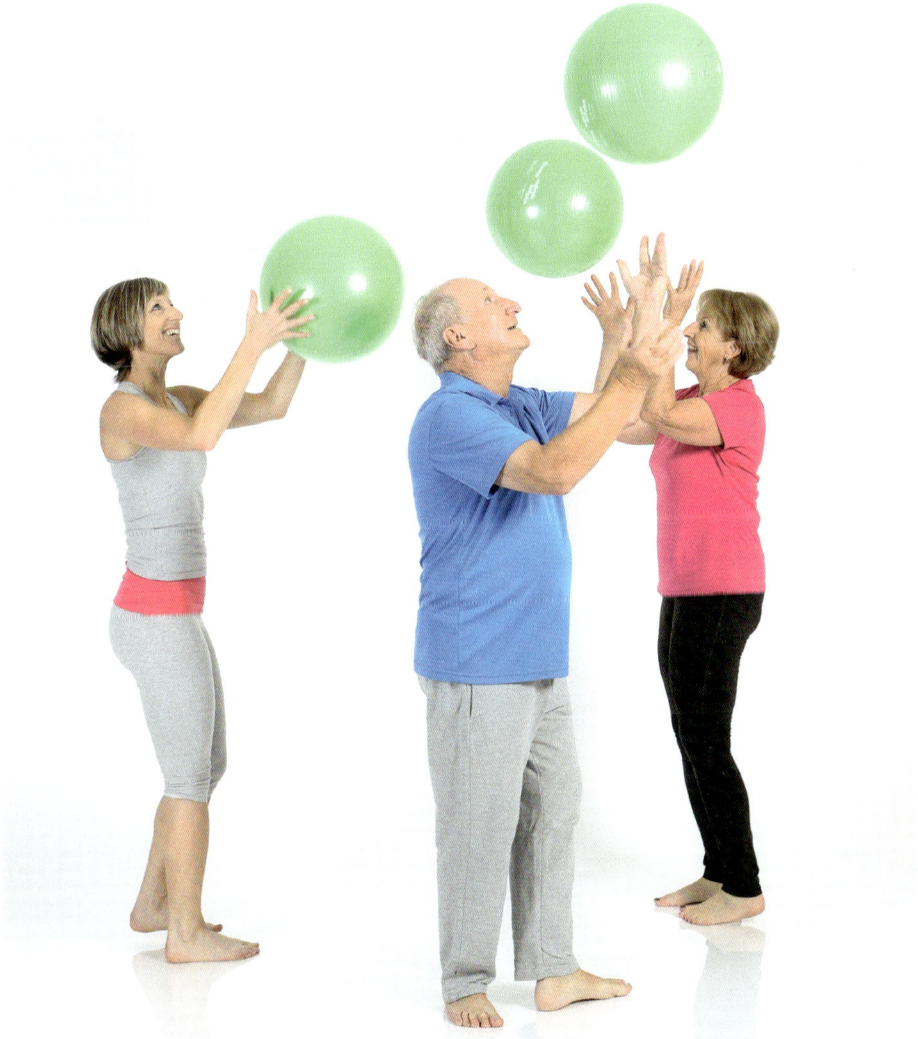

Die Teilnehmer gehen durch den Raum und werfen und fangen einen Ball.

Als Erschwerung im Rhythmus einer Musik werfen und fangen!

Einen Ball prellen

Großraumerfahrung

Kleinraumerfahrung

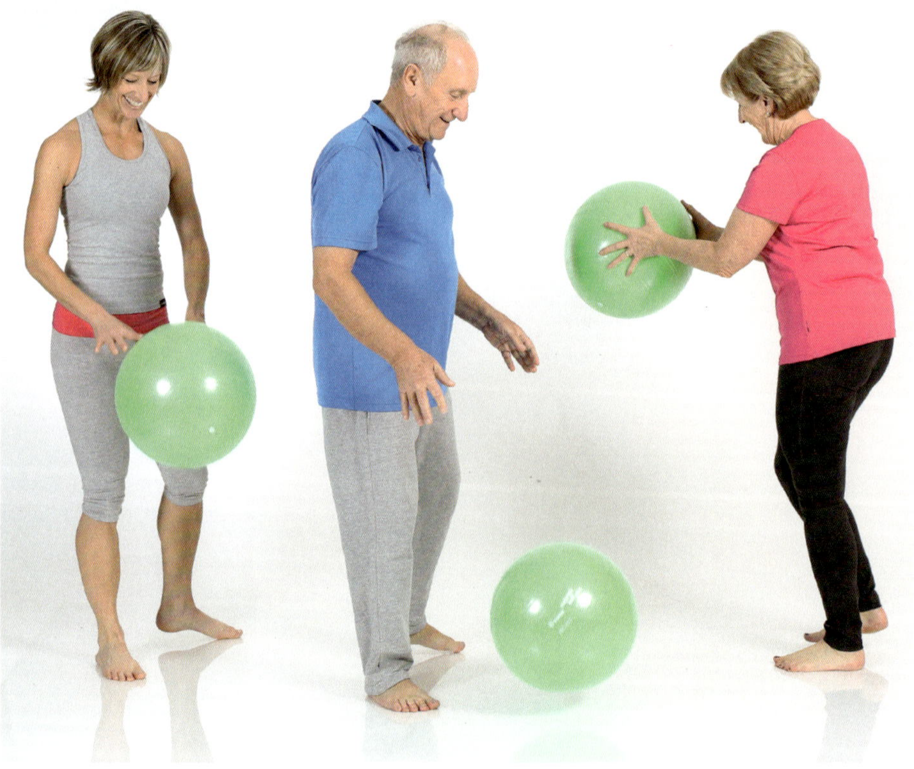

Die Teilnehmer gehen durch den Raum und prellen einen Ball vor sich her.

Als Erschwerung auf Kommando des Trainers werfen oder prellen.

Oder 4 x prellen, 4 x werfen im Rhythmus der Musik!

Schulter an Schulter

Reaktionsschnelligkeit
Anpassungsfähigkeit

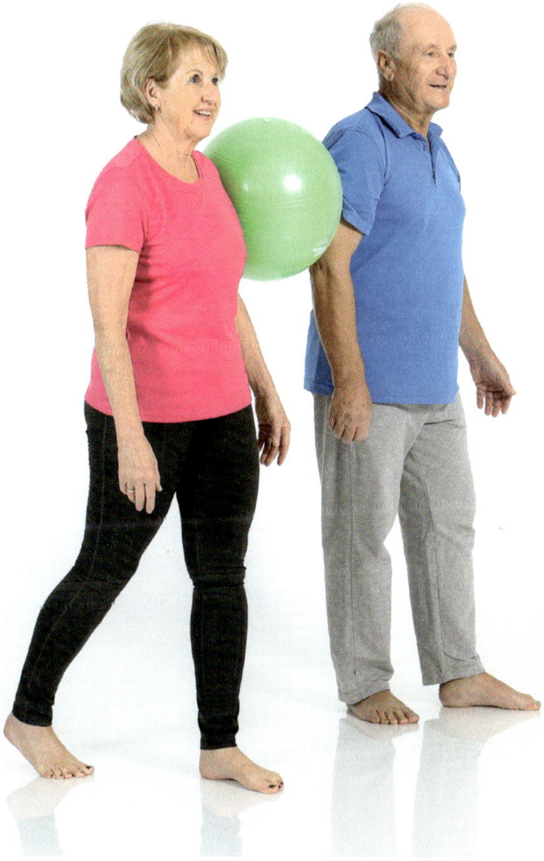

Zu zweit einen Ball zwischen die Schultern klemmen. Wenn die Musik spielt, vorwärts gehen. Bei Musikstopp auf das Kommando des Trainers hören:

„1": Rückwärts gehen.

„2": Vorwärts gehen.

„3": 90°-Drehung nach rechts ausführen.

„4": 90°-Drehung nach links ausführen.

Dann die Seite der Schulter wechseln!

Werfen/Fangen

Kleinraumerfahrung
Reaktionsschnelligkeit
Sinneserfahrung

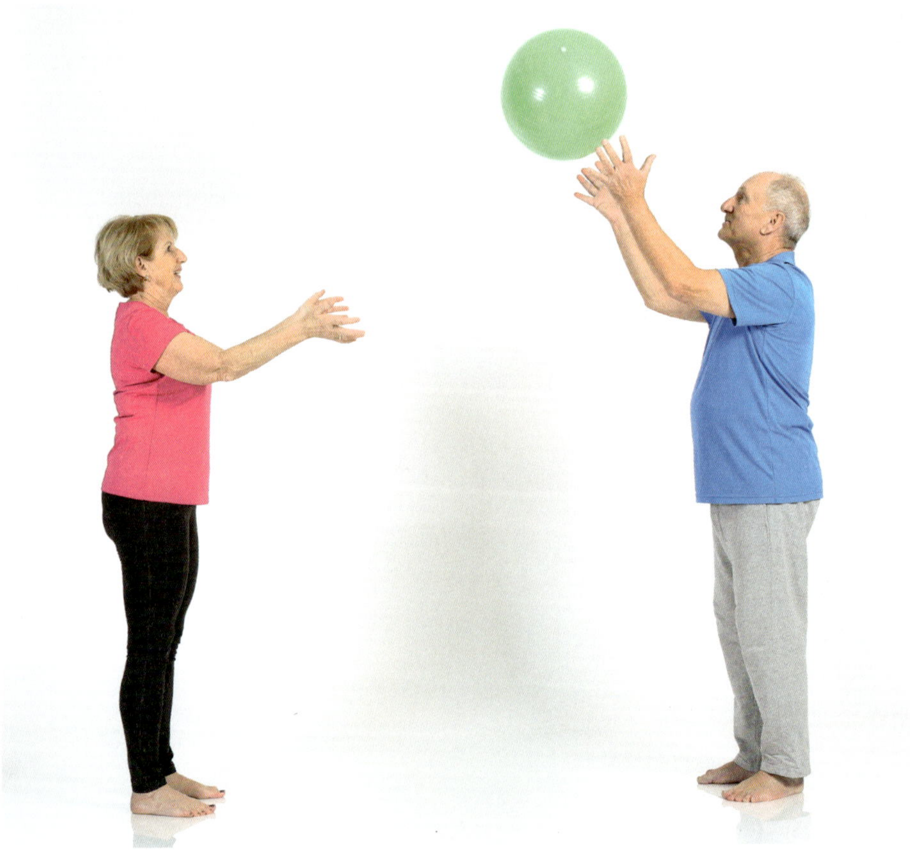

Zu zweit sich gegenseitig einen Ball zuwerfen.

Als Erschwerung auf labilem Untergrund stehend, zum Beispiel auf einem Aerostep®.

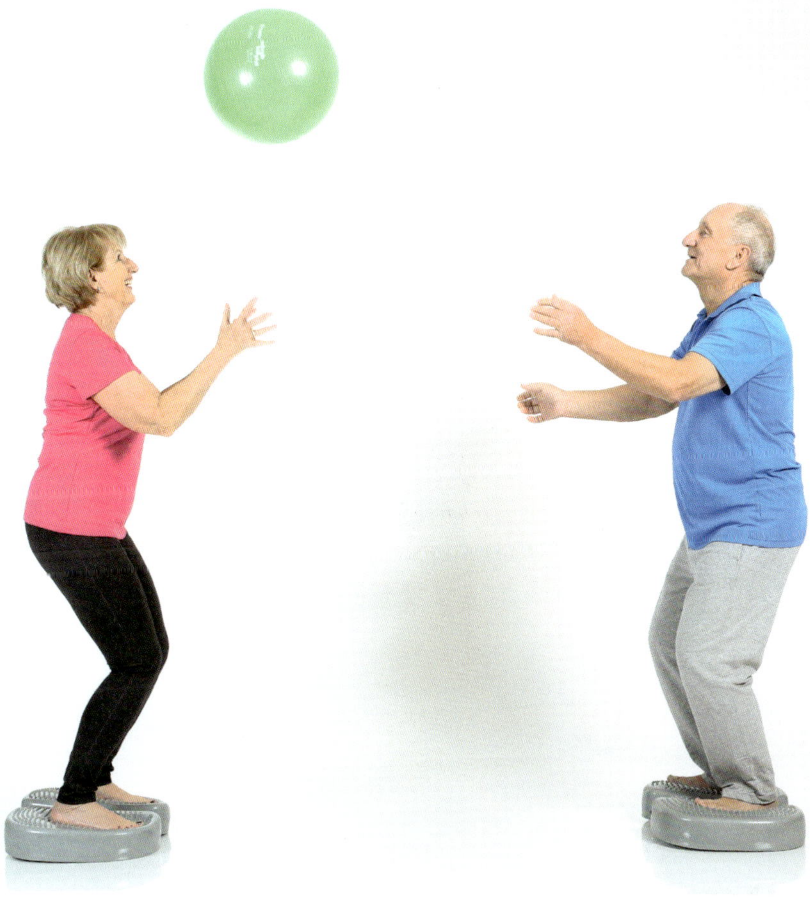

Sensomotorischer Parcours

Großraumerfahrung
Sinneserfahrung
Kleinraumerfahrung
Kontrolle der willentlichen Hemmung

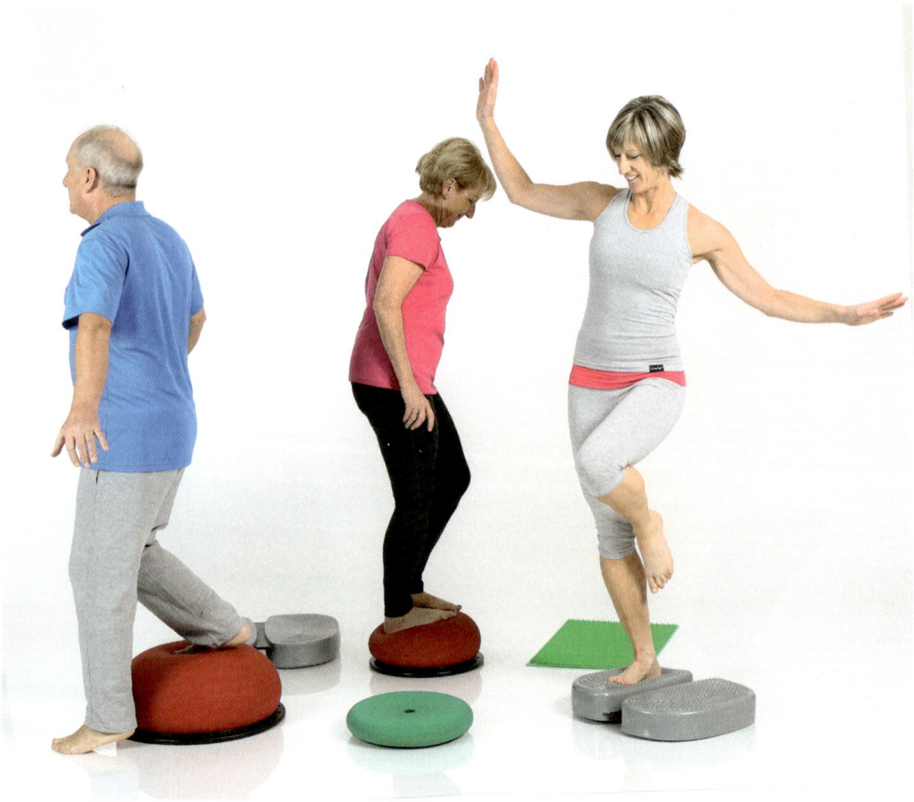

Zu Musik über einen Parcours von labilen/instabilen Geräten gehen. Bei Musikstopp auf einem der Geräte stehen bleiben und sich ausbalancieren.

Als Erschwerung:

- Einbeinig auf einem der Geräte stehen bleiben.
- Mit geschlossenen Augen auf einem der Geräte stehen bleiben.

Jonglieren

Kleinraumerfahrung
Sinneserfahrung

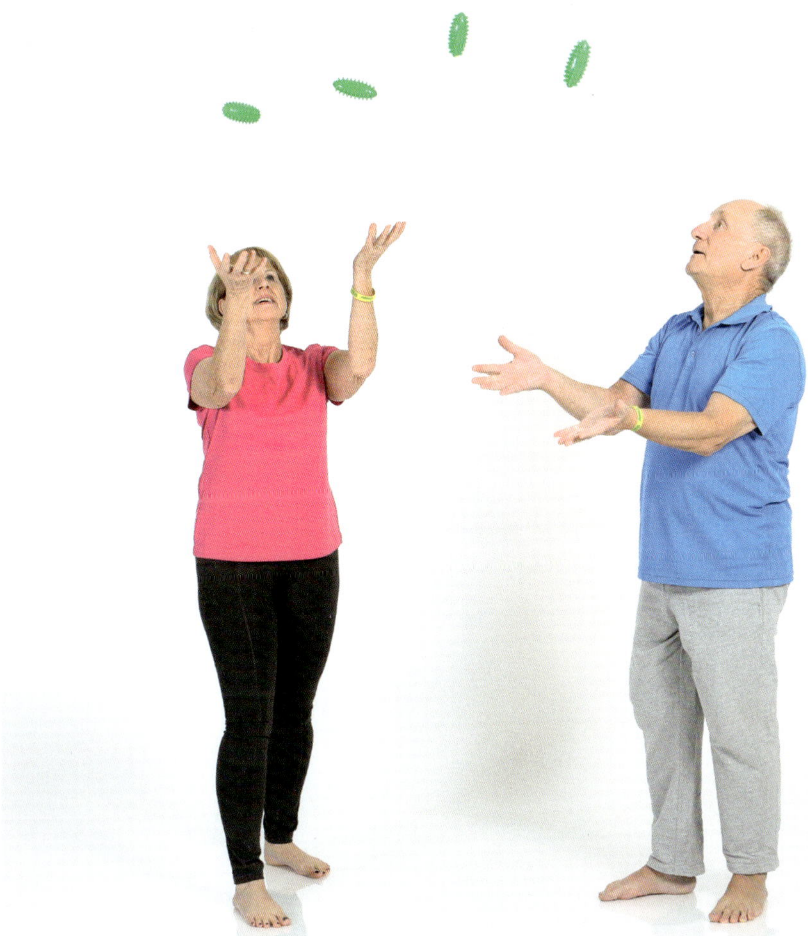

Im Stand werden zwei Brasil®s oder Sandsäckchen (Vorsicht: Die Geräte/Objekte dürfen nicht zu klein sein!) abwechselnd aus beiden Händen in die Luft geworfen und mit der anderen Hand wieder gefangen.

Als Erschwerung nur auf einem Bein stehend die Übung ausführen!

Gummihüpfen

Kleinraumerfahrung

Rhythmisierungsfähigkeit

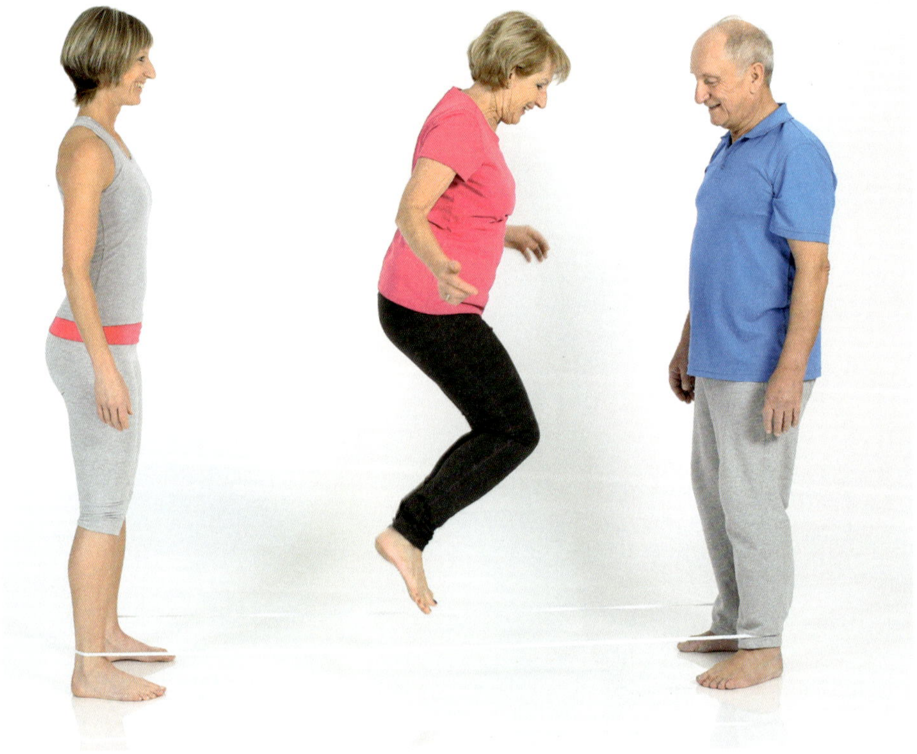

Zum Beispiel zu einem Spruch wie:

„Seite, Seite, Mitte, Breite,
Seite, Seite, Mitte, raus."

Vielleicht kennen Sie noch ein paar mehr Sprüche aus Ihrer Kindheit!

Na dann mal los!

Werfen/Federn im Kreis im Rhythmus

Kleinraumerfahrung

Rhythmisierungsfähigkeit

Reaktionschnelligkeit

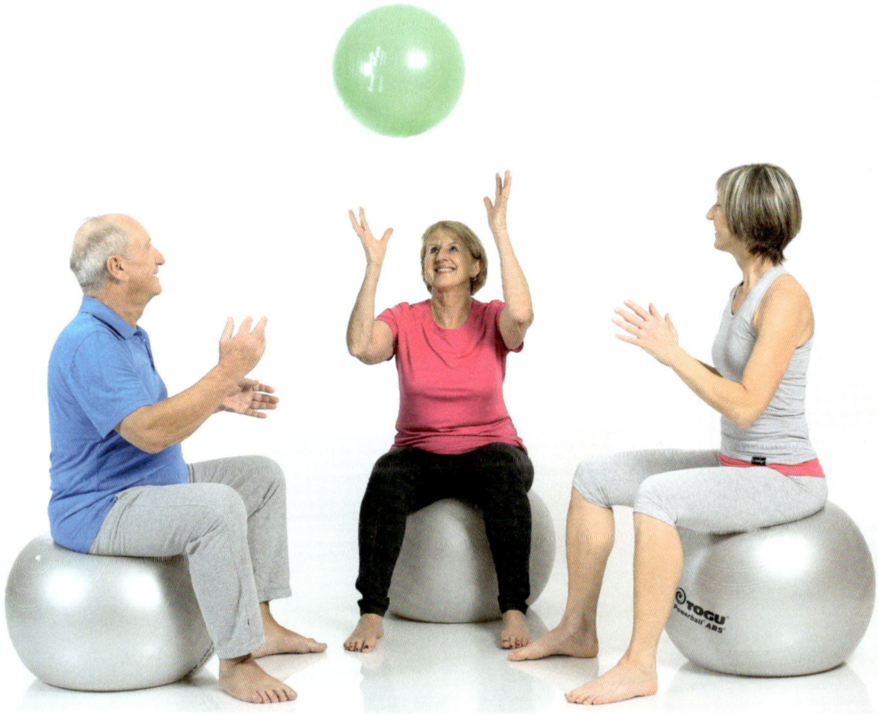

Sitzen auf dem großen Gymnastikball. Im Rhythmus der Musik wippen. Dabei gleichzeitig einen Ball zu einem beliebigen Teilnehmer werfen.

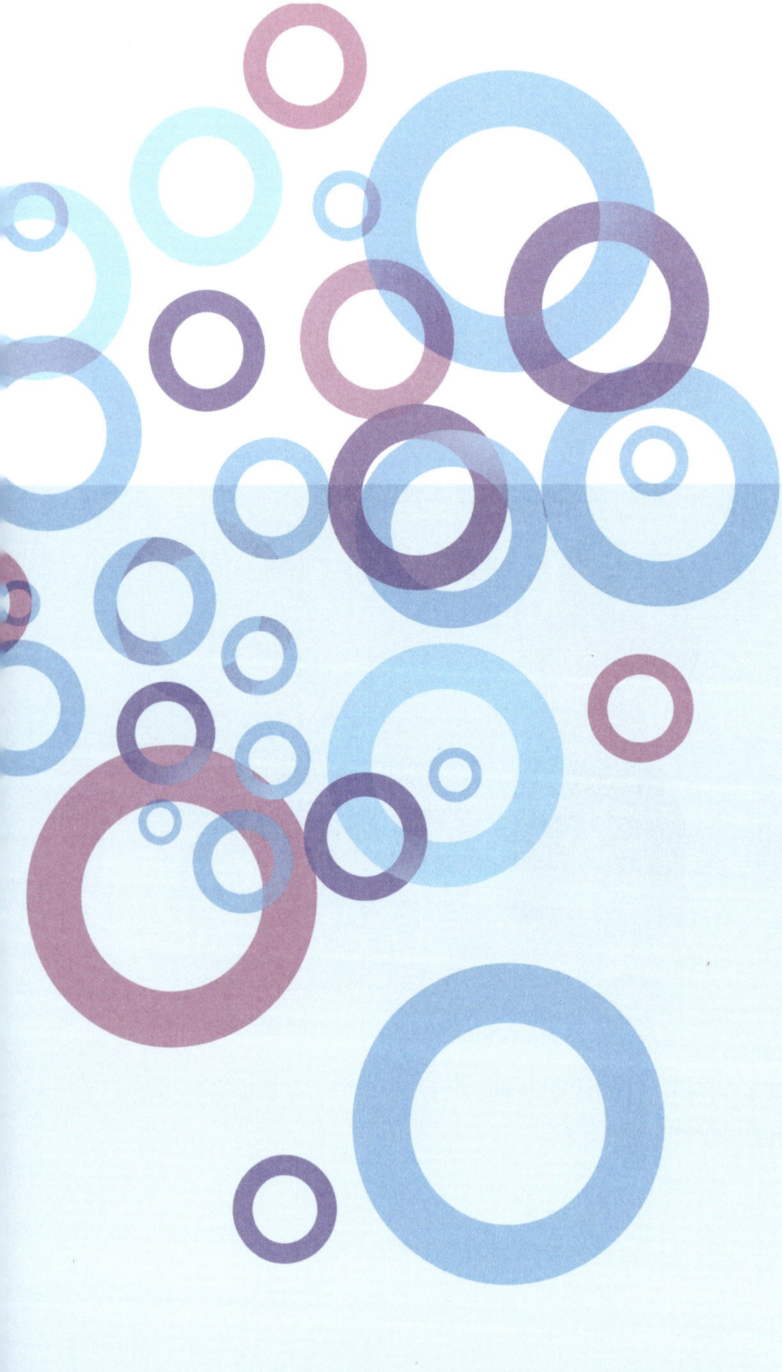

KAPITEL 5

5 STUNDENBILDER

5.1 FIT MIT STUHL

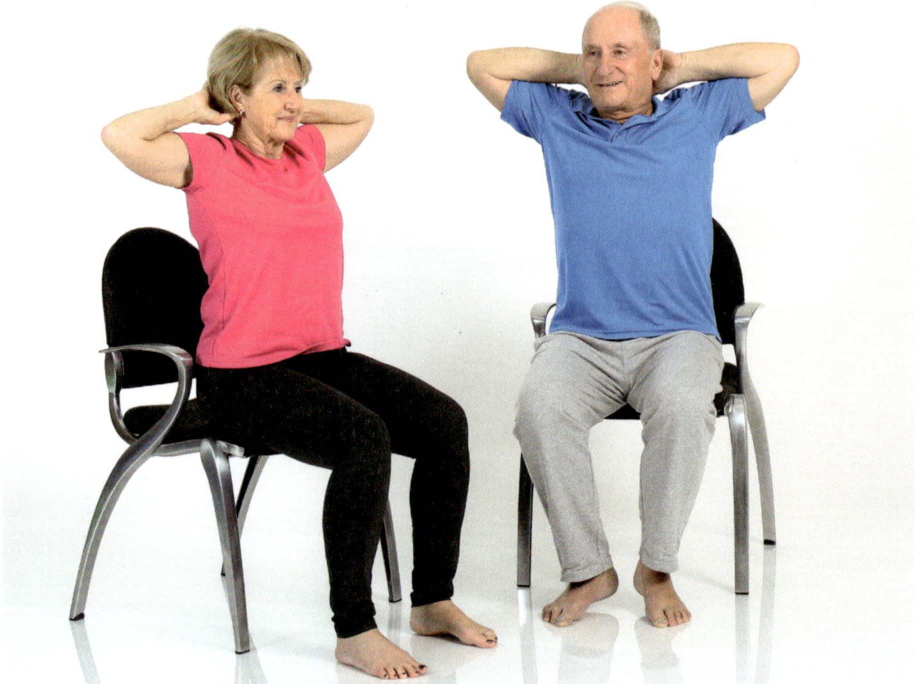

Sie haben Teilnehmer in Ihrer Gruppe, die nicht mehr so gut zu Fuß sind?

Mit einem Stuhl lassen sich effektive und spannende Kurse gestalten!

Probieren Sie es aus, Sie werden sehen, Ihre Teilnehmer sind begeistert.

Am besten, Sie setzen sich zum Üben auf die vordere Hälfte des Stuhls.

Achten Sie auf stabile, kippsichere Stühle!

Nutzen Sie den Stuhl bei Stehübungen als eine Möglichkeit, sich festzuhalten.

Als Aufwärmtraining machen Sie zum Beispiel im Sitzen bekannte Schritte aus dem Aerobic, wie March, Step Touch, Heel Dig, Kick oder Jumping Jack.

Selbst eine kleine Choreografie lässt sich im Sitzen wunderbar erarbeiten. Hier ein Beispiel für eine Choreografie in 32 Counts:

- March auf der Stelle, die Arme locker mitnehmen, acht Zählzeiten.
- Tap seit, dabei im Wechsel den rechten und linken Arm in Richtung Decke strecken, acht Zählzeiten.
- Heel Dig, dabei die Arme zur Seite öffnen und schließen, acht Zählzeiten.
- Jumping Jack, dabei die Arme über dem Kopf zusammenführen, acht Zählzeiten.

Mobilisation der gesamten Wirbelsäule

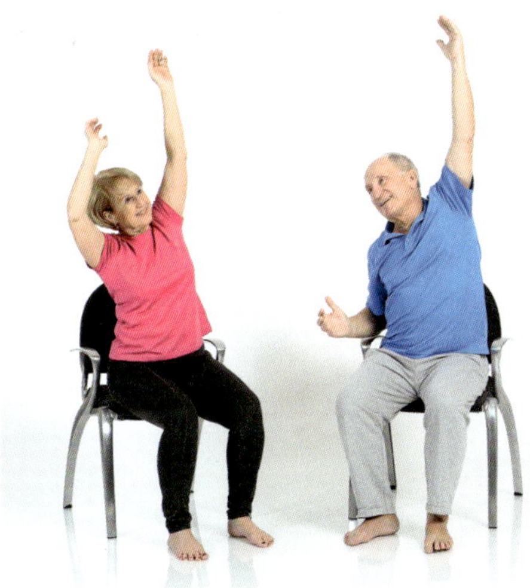

Strecken und räkeln in unterschiedlichste Richtungen mit verschiedenen Winkelveränderungen der Hände.

Mobilisation der Wirbelsäule in der Seitbeugung

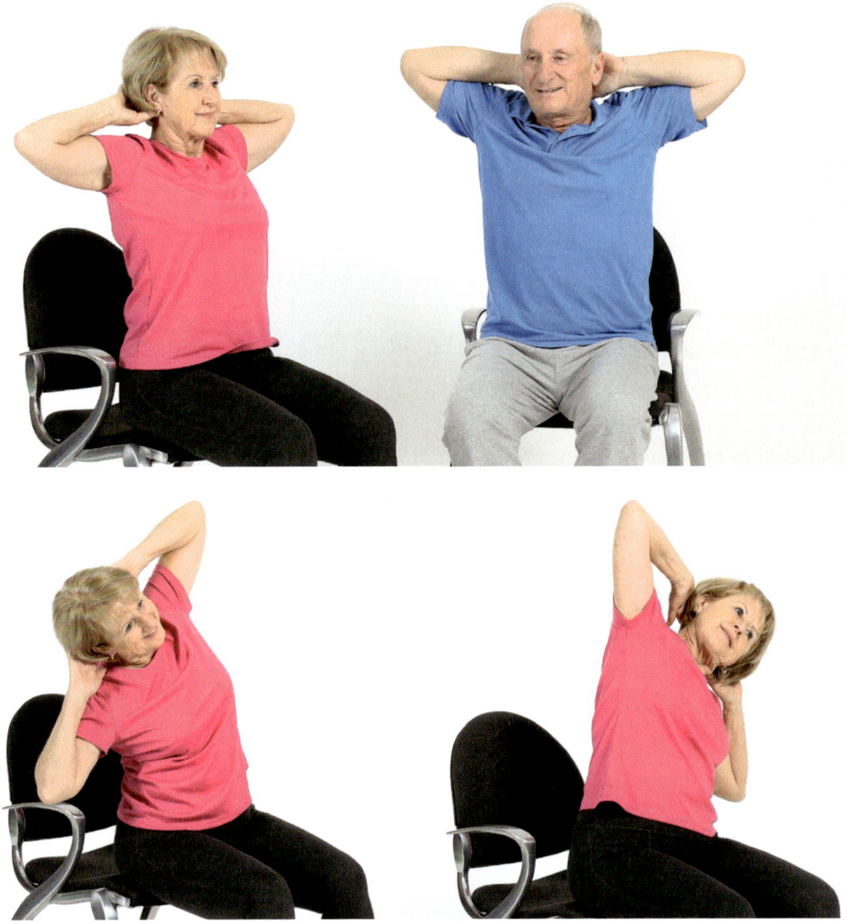

Aus dem aufrechten Sitz die Hände an den Hinterkopf legen und den Oberkörper einmal nach rechts, dann nach links neigen.

Das Brustbein anheben!

Mobilisation der Wirbelsäule in der Beugung und Rotation

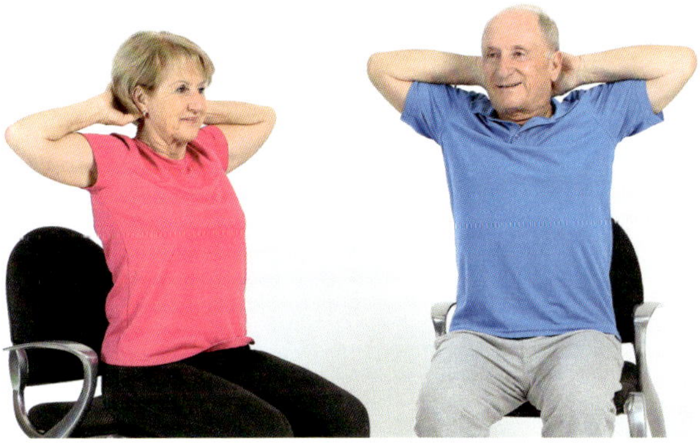

Beide Hände stützen den Kopf. Nun den Oberkörper nach vorne neigen, die Ellbogen in Richtung Oberschenkel ziehen. Beim Aufrichten das Brustbein nach oben diagonal öffnen. „Zur Sonne schauen".

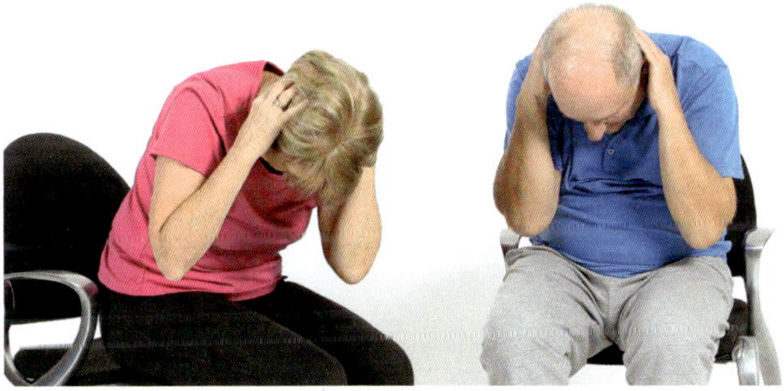

Das Becken bleibt möglichst mit beiden Gesäßhälften auf dem Stuhl!

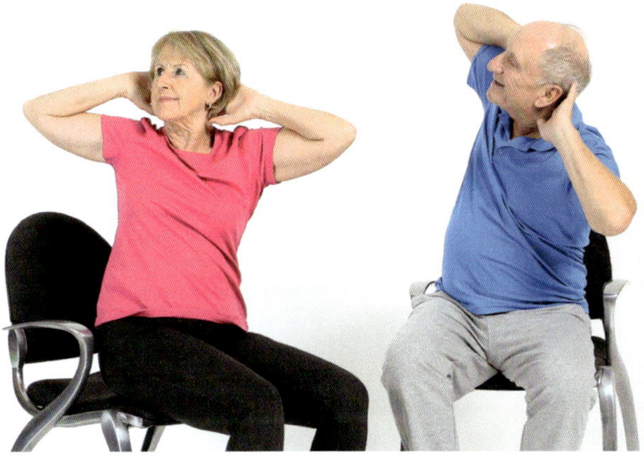

Mobilisation der Wirbelsäule in der Rotation

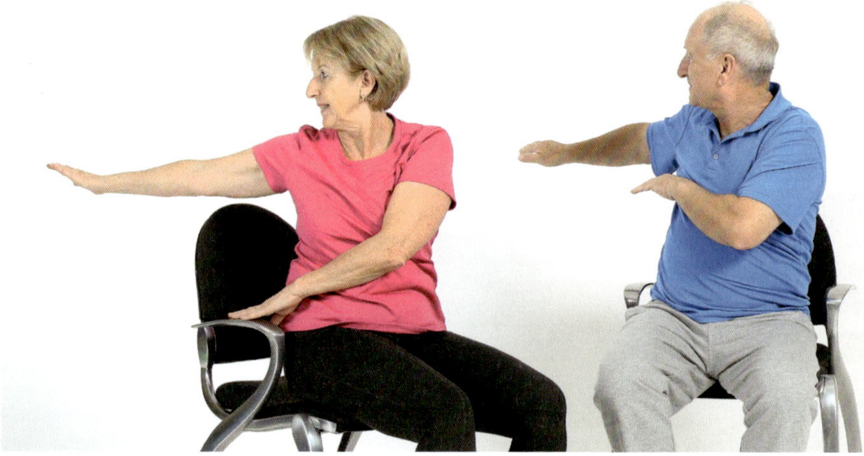

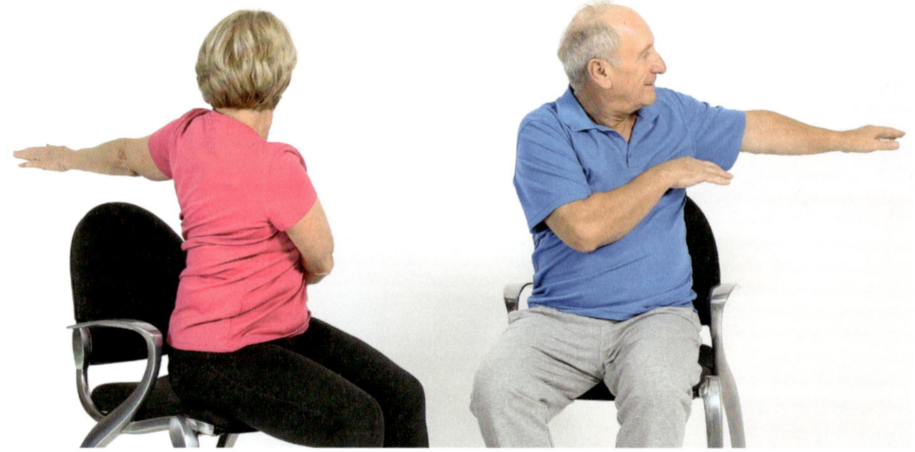

Aus dem aufrechten Sitz mit beiden Händen einmal rechts, einmal links weit über die Stuhllehne greifen.

Das Becken bleibt möglichst stabil!

Mobilisation der Schultergelenke, des Schultergürtels

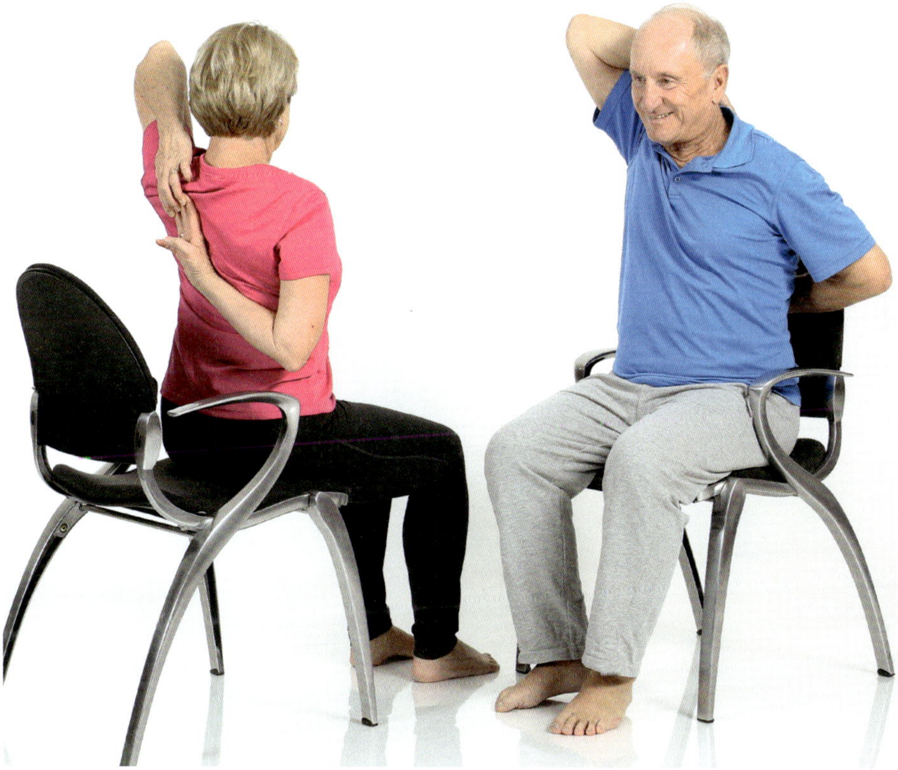

Aufrecht sitzen. Die eine Hand von oben, die andere Hand von unten hinter dem Rücken – so weit wie möglich – zueinanderführen.

Das Brustbein anheben!

Mobilisation der Lendenwirbelsäule

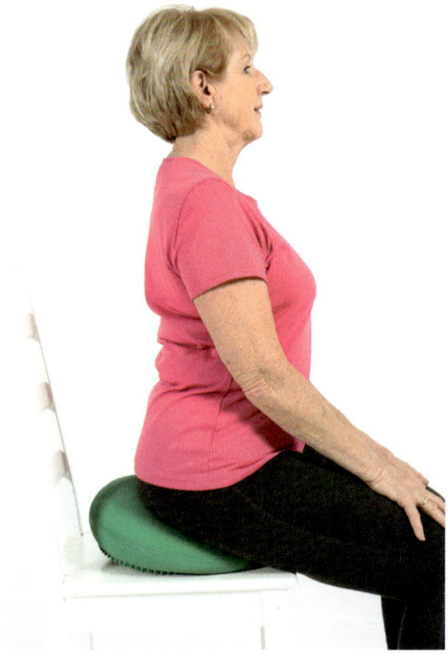

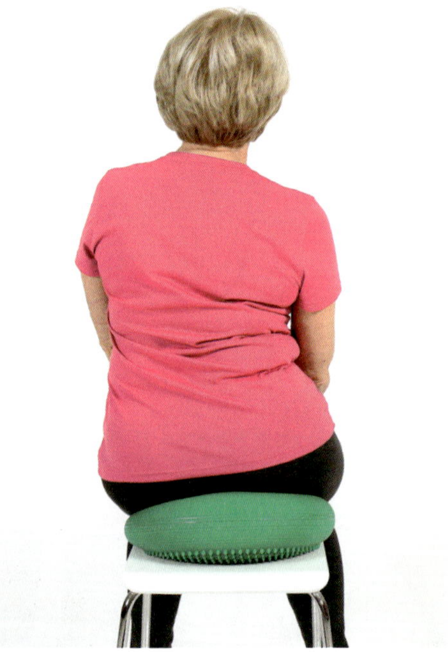

Aufrecht auf dem Stuhl sitzen. Das Becken von rechts nach links und von vorne nach hinten bewegen.

Als Erleichterung die Übung auf einem Ballkissen ausführen.

Das Brustbein anheben!

Mobilisation der Hüftgelenke

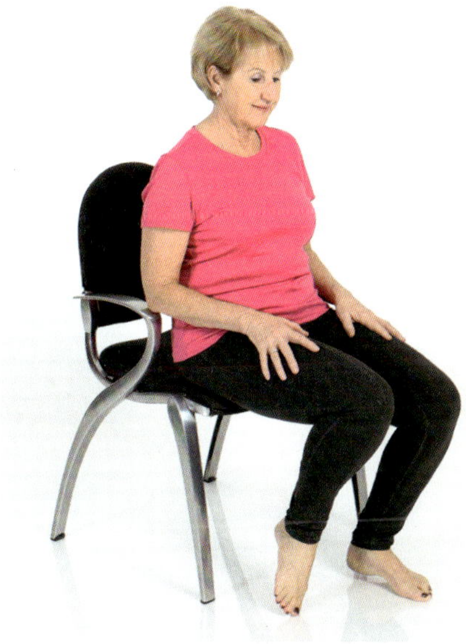

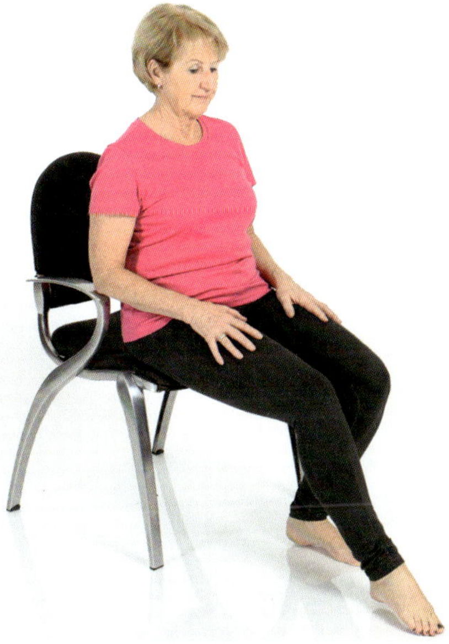

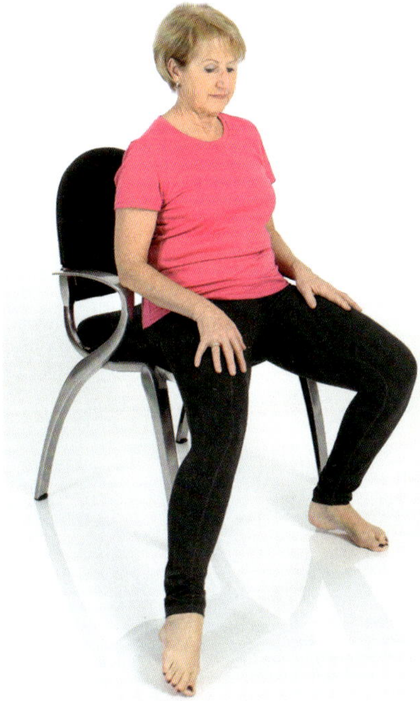

Aufrecht sitzen. Mit dem Fuß große Kreise am Boden zeichnen.

Das Brustbein anheben!

Mobilisation der Hüftgelenke

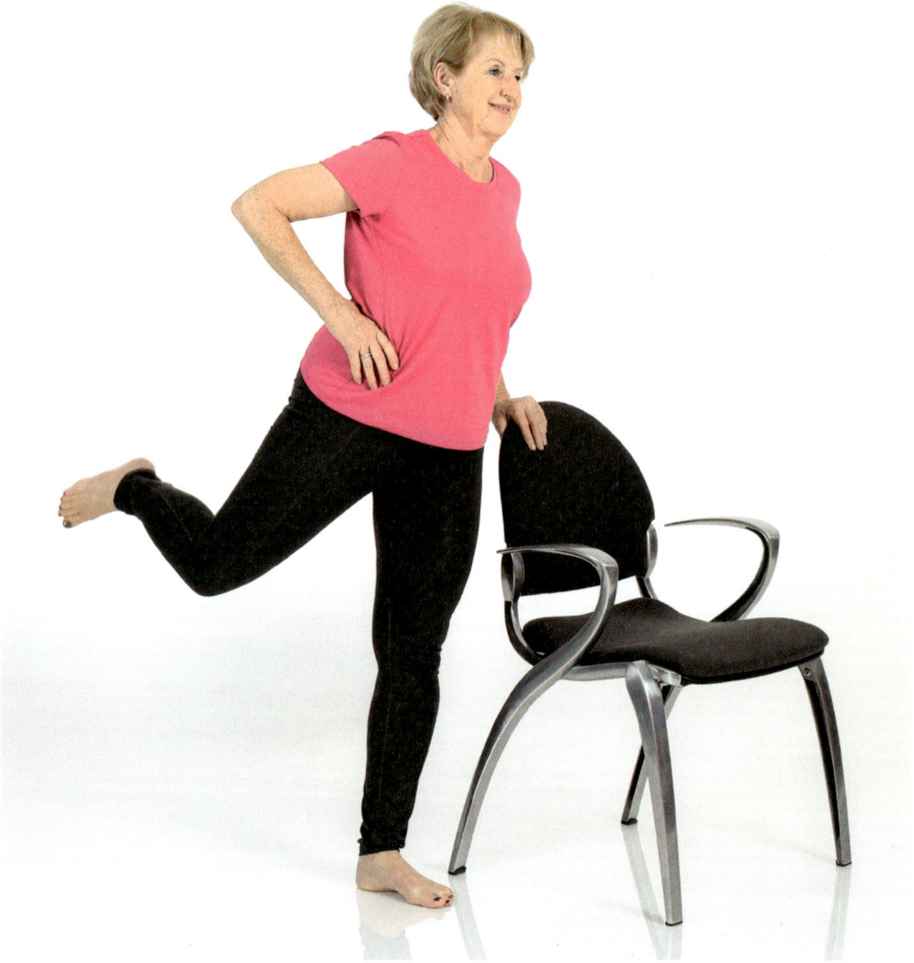

Einbeinstand. Das Spielbein locker vor- und zurückschwingen.

Wenn nötig, sich mit einer Hand am Stuhl festhalten.

Das Brustbein anheben!

Das Standknie ist leicht gebeugt!

Beinwechsel!

Mobilisation der Fußgelenke

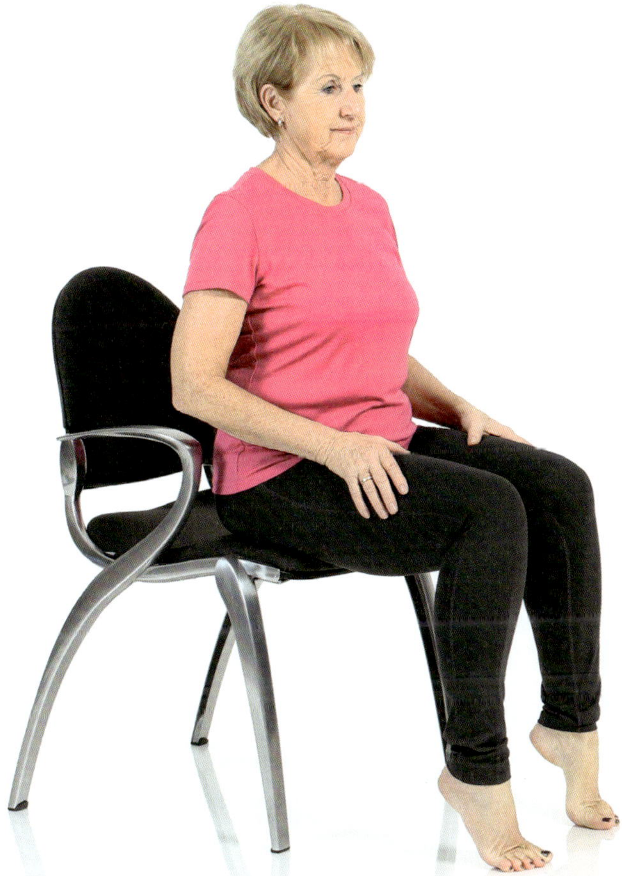

Aufrecht sitzen. Die Füße im Wechsel rechts und links von der Ferse bis zur Fußspitze abrollen.

Das Brustbein anheben!

Kräftigung der Brustmuskulatur

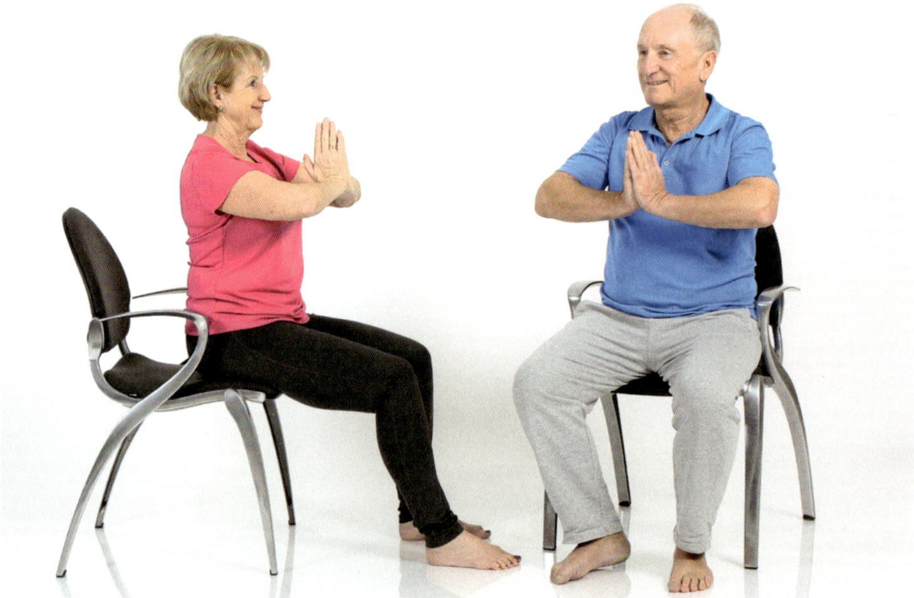

Aufrecht sitzen. Beide Hände vor dem Brustbein schließen. Die Ellbogen zeigen nach außen. Nun ca. drei Atemzüge den Druck auf den Händen verstärken.

Die Schultern entspannen!

Das Brustbein anheben!

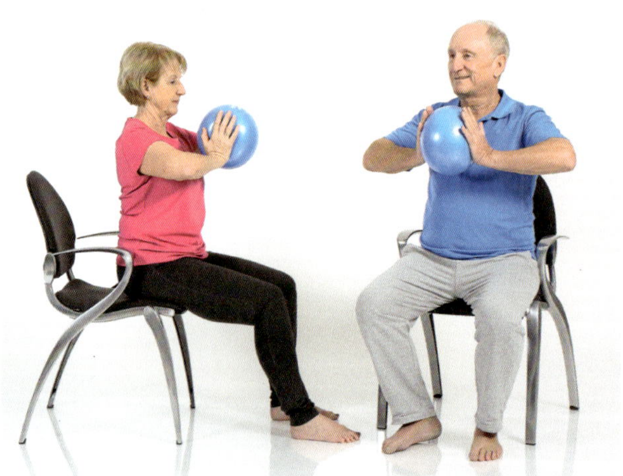

Alternativ die Übung mit dem Redondo®Ball ausführen.

Kräftigung der Bauchmuskulatur

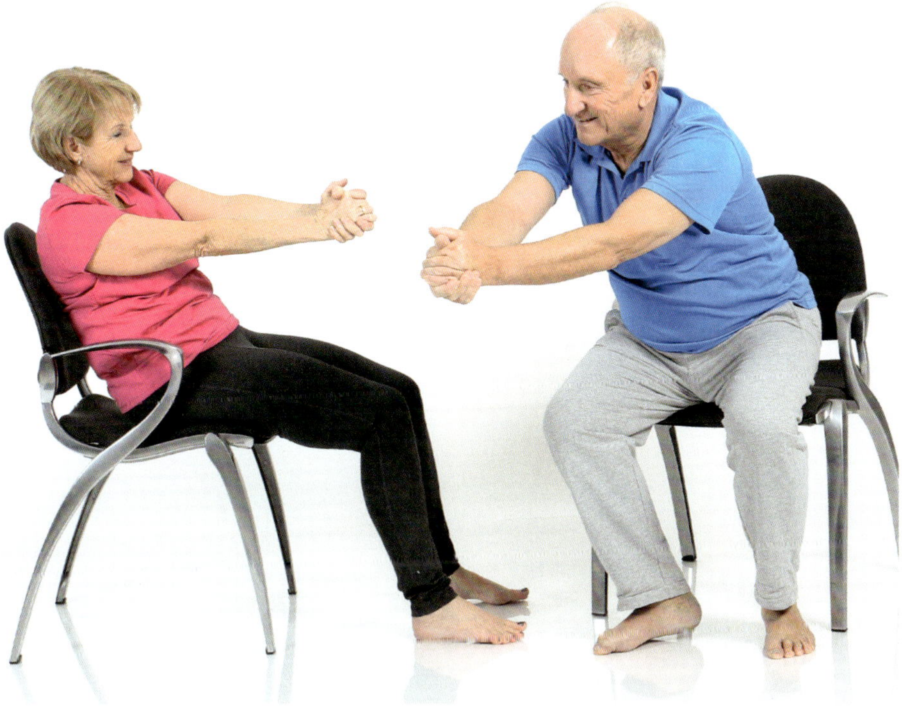

Aus dem aufrechten Sitz die Hände in Brustbeinhöhe zusammenfalten. Die Arme strecken. Nun große Kreise mit den Händen zeichnen („mit einem riesigen Kochlöffel in einem Topf umrühren").Einige Male rechtsherum, dann einige Male linksherum.

Die Hände bleiben möglichst in Brustbeinhöhe!

Kräftigung der Bauchmuskulatur

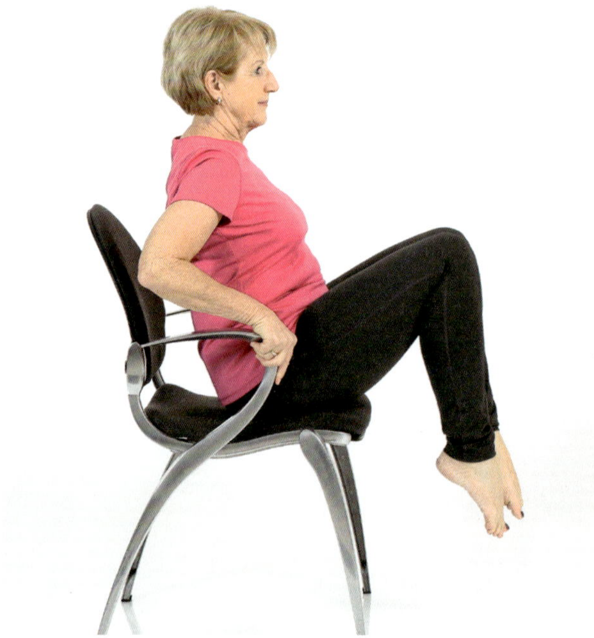

Aufrecht sitzen. Beide Hände halten sich an der Armlehne fest oder an der Sitzfläche. Nun kraftvoll beide Füße vom Boden wegdrücken, dann einen kurzen Moment oben halten und leise wieder landen.

Den Bauchnabel sanft nach innen ziehen!

Kräftigung der Rückenstreckmuskulatur

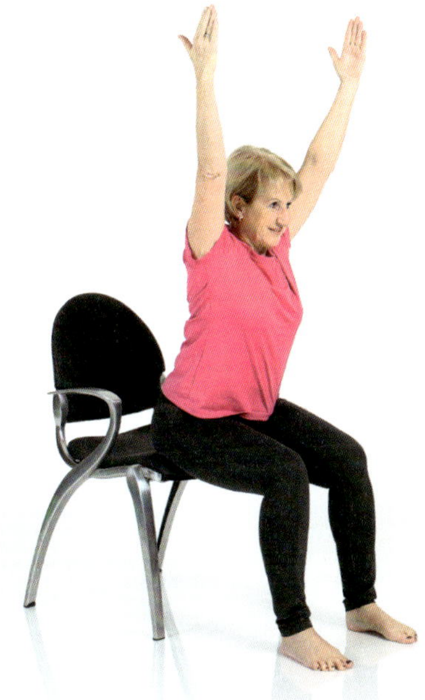

Aufrecht sitzen. Beide Arme in Verlängerung des Oberkörpers zur Decke strecken. Nun den Oberkörper etwas nach vorne neigen. Mit den gestreckten Armen kleine Hackbewegungen ausführen.

Die Schultern nach hinten unten ziehen!

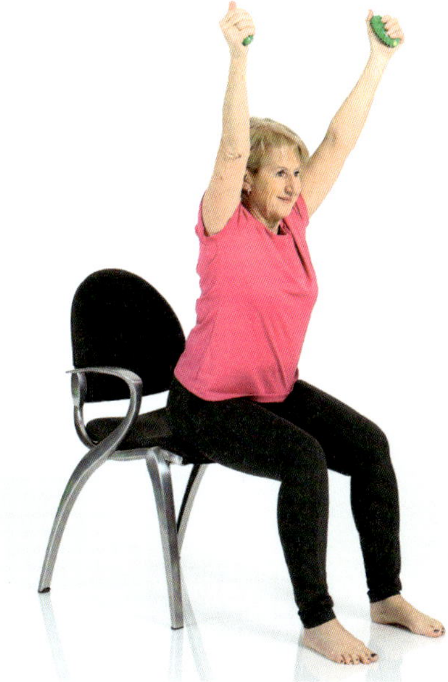

Alternativ die Brasil®s schütteln.

Kräftigung der Oberschenkelvorderseite

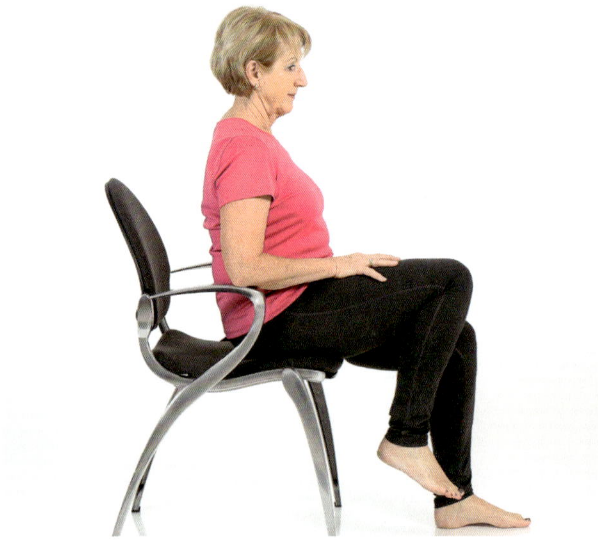

Aufrecht sitzen. Einen Fuß vom Boden lösen. Nun den Unterschenkel kraftvoll nach vorne strecken und wieder beugen.

Das Brustbein anheben!

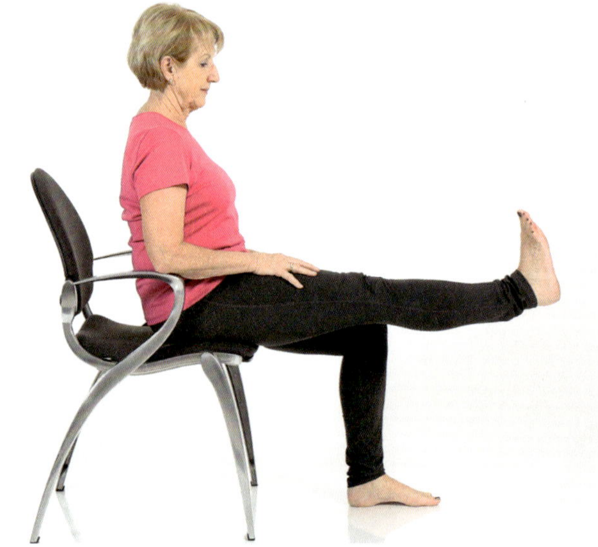

Kräftigung der Oberschenkelvorderseite

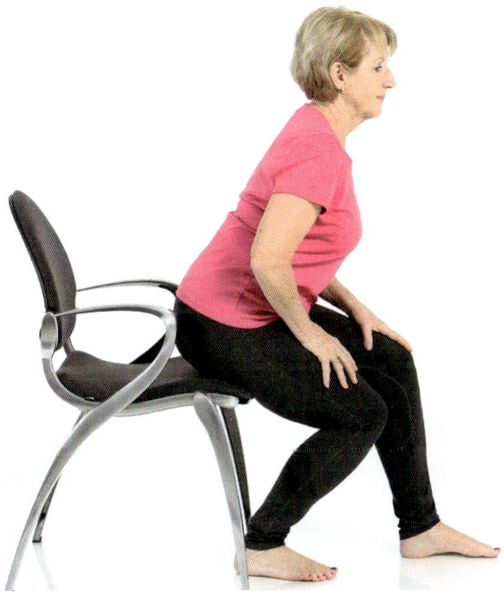

Am vorderen Rand des Stuhls sitzen. Nun einen Fuß etwas nach hinten stellen. Den Oberkörper leicht nach vorne verlagern und aufste hen. Dann sich wieder hinsetzen.

Denken Sie an den Fußwechsel!

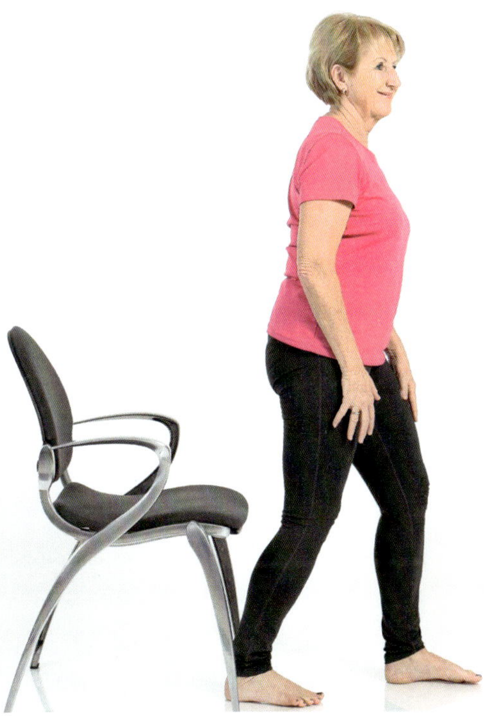

Kräftigung der Oberschenkelmuskulatur

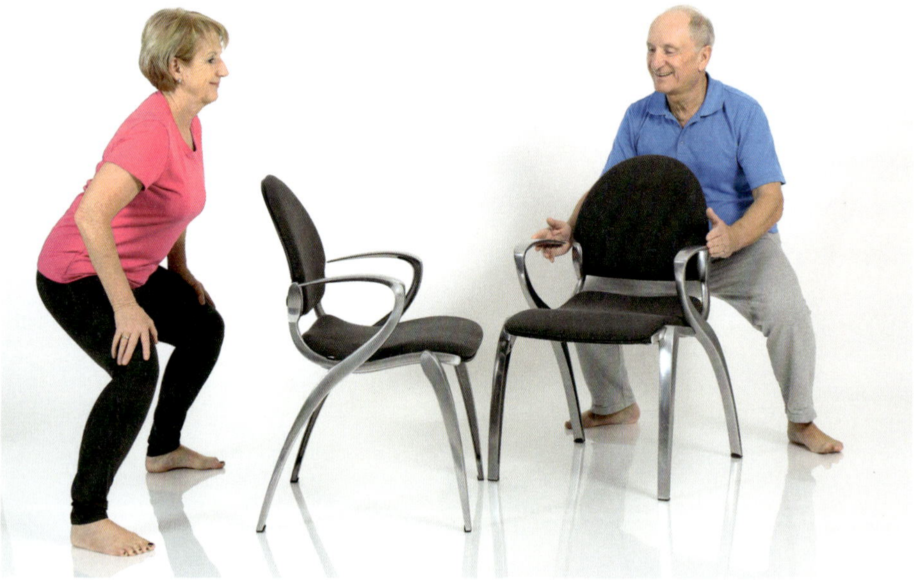

Stand in einer weiten Grätsche. Die Knie zeigen in Richtung Fußspitzen. Nun das Gesäß, so weit wie möglich, nach hinten absetzen und sich wieder aufrichten.

Wenn nötig, sich mit den Händen an der Stuhllehne festhalten.

Das Gewicht auf die Fersen verlagern!

Das Brustbein anheben!

Kräftigung der Oberschenkelvorderseite und der Gesäßmuskulatur

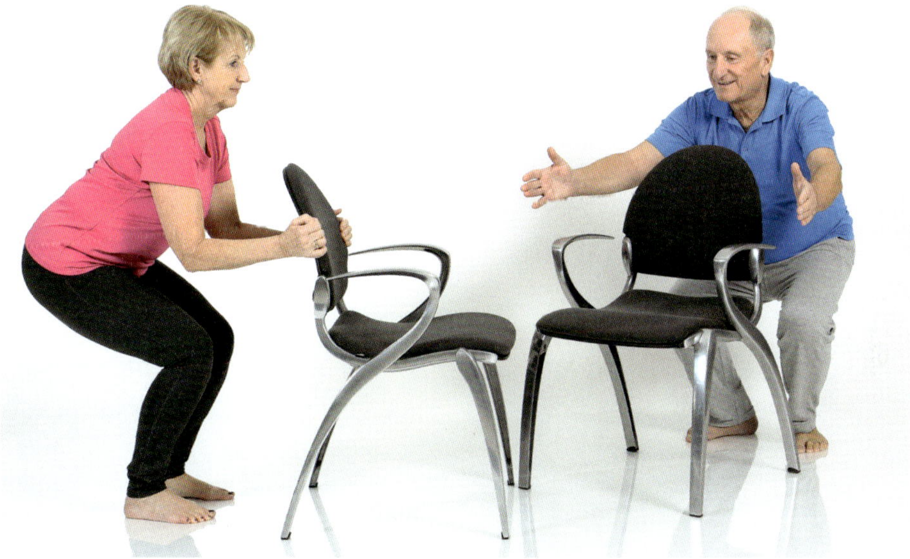

Hüftbreiter Stand. Nun das Gesäß weit nach hinten unten absetzen und sich wieder aufrichten. Wenn nötig, sich mit den Händen an der Stuhllehne festhalten.

Das Gewicht auf die Fersen verlagern!

Das Brustbein anheben!

Der Rücken bleibt gerade!

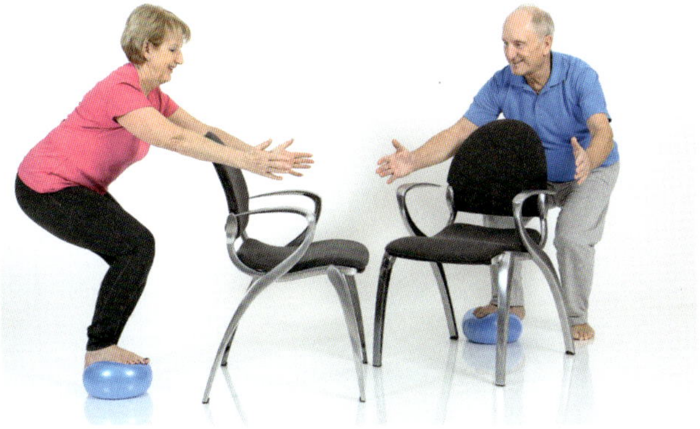

Alternativ mit einem Bein auf dem Redondo®Ball stehen.

Das fördert den Gleichgewichtssinn!

Kräftigung der Rückenstreckmuskulatur, Balance

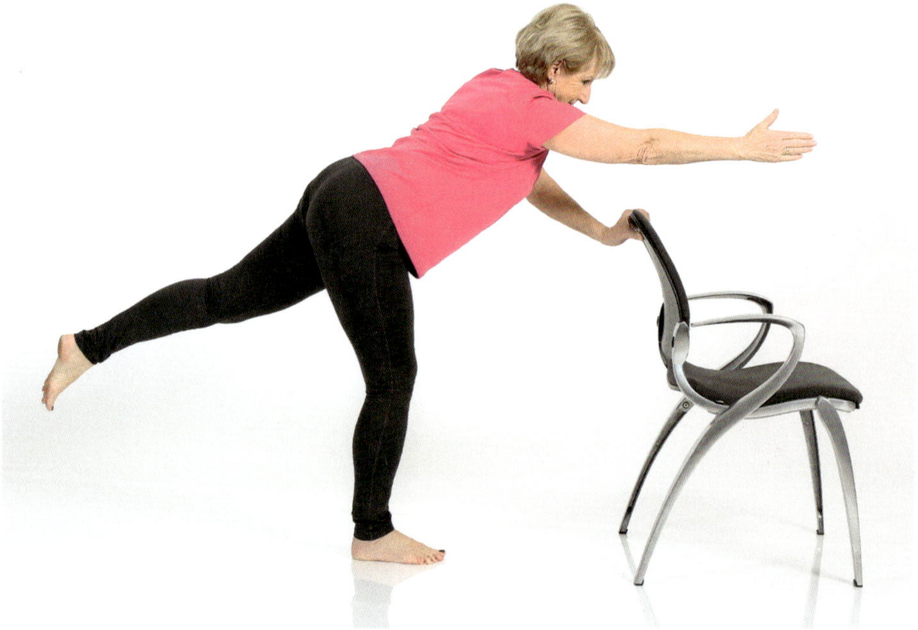

Einbeinstand. Das Spielbein nach hinten ausstrecken. Den gegenüberliegenden Arm nach vorne in Verlängerung des Rumpfs strecken. Kleine Bewegungen mit Arm und Bein in Richtung Decke ausführen. Das Becken parallel zum Boden halten!

Die Schultern nach hinten unten ziehen!

Schulung der Gleichgewichtsfähigkeit

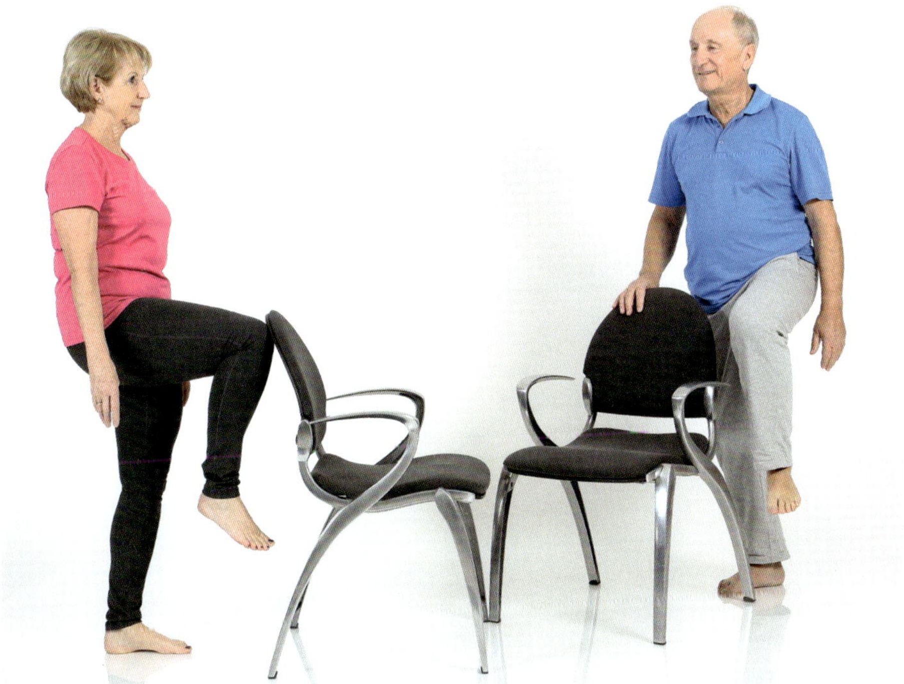

Einbeinstand. Diese Position einige Atemzüge halten.

Wenn nötig, sich mit einer Hand an der Stuhllehne festhalten.

Das Brustbein anheben!

Den Bauchnabel sanft nach innen ziehen!

Das Standknie ist gebeugt!

Als Erschwerung die Augen kurz schließen.

Schulung der Gleichgewichtsfähigkeit, Kräftigung der tiefen Rumpfmuskulatur

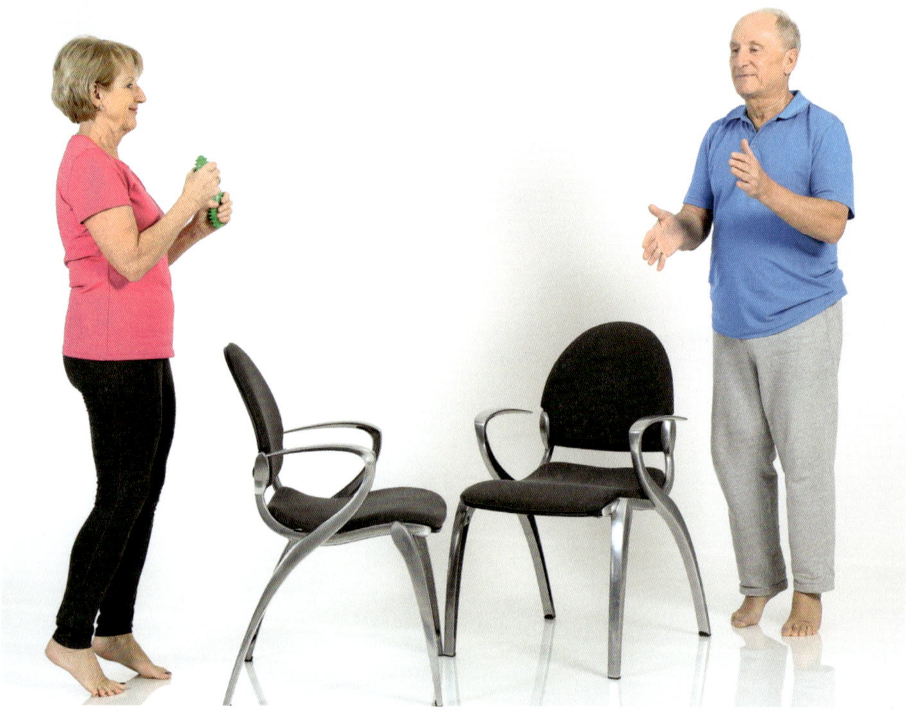

Geschlossener Stand. Beide Fersen vom Boden abheben. Diese Position einige Atemzüge halten. Als Erschwerung mit den Unterarmen kleine Hackbewegungen ausführen.

Alternativ die Brasil®s schütteln.

Das Brustbein anheben!

Den Bauchnabel sanft nach innen ziehen!

Die Fersen fest zueinanderdrücken!

Schulung der Gleichgewichtsfähigkeit, Kräftigung der tiefen Rumpfmuskulatur

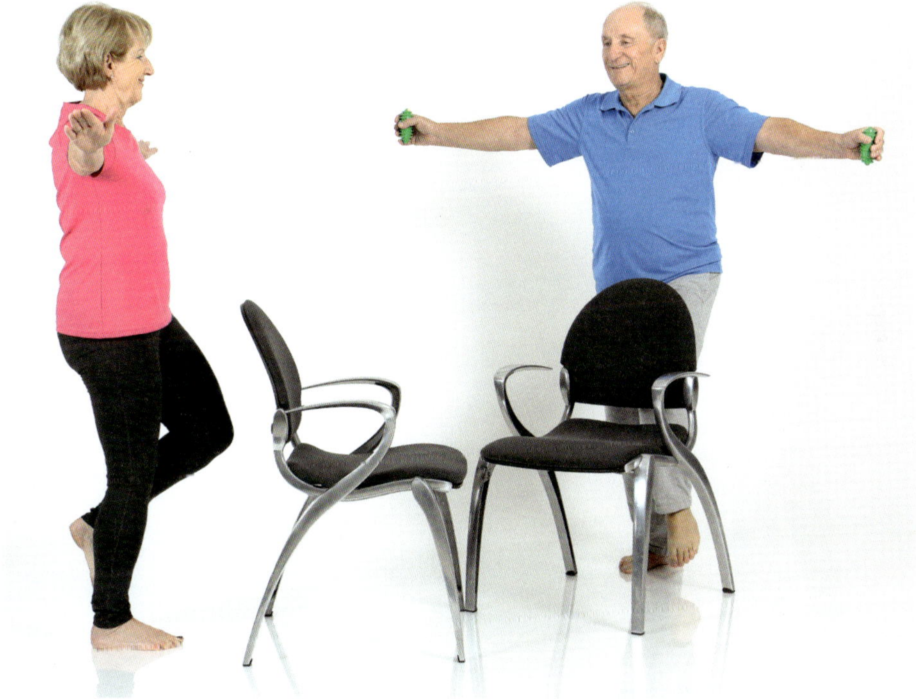

Einbeinstand. Mit den Armen kleine, gegengleiche Bewegungen nach oben und unten ausführen.

Alternativ die Brasil®s schütteln.

Das Brustbein anheben!

Den Bauchnabel sanft nach innen ziehen!

Das Standknie ist gebeugt!

Schulung der Gleichgewichtsfähigkeit, Kräftigung der tiefen Rumpfmuskulatur

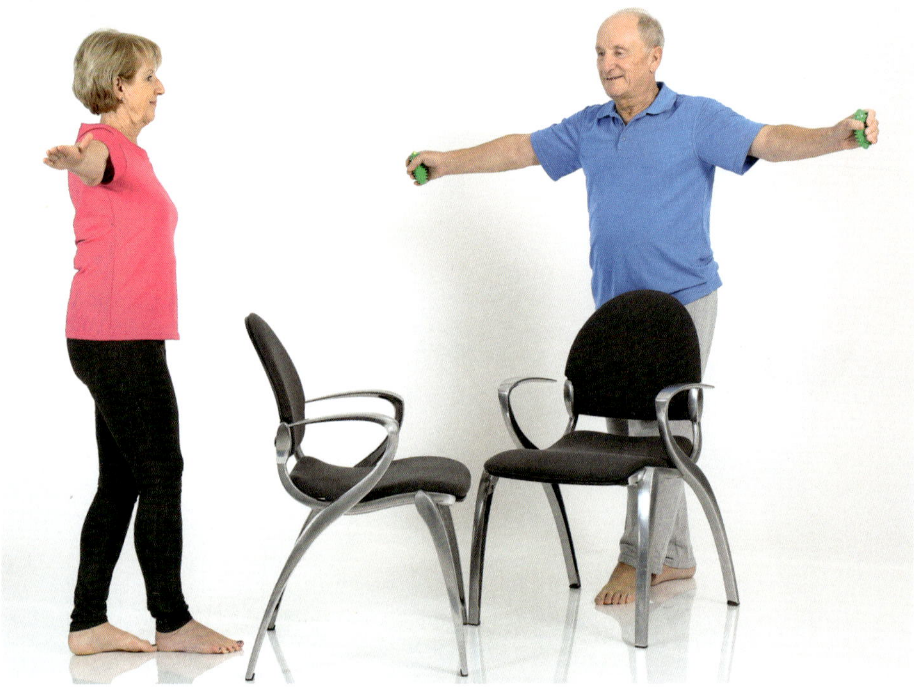

Enge Schrittstellung. Die Füße wie auf einem Seil eng voreinanderstellen. Nun kleine, schnelle Bewegungen mit den Armen nach oben und unten ausführen.

Alternativ die Brasil®s schütteln.

Als Erleichterung die Füße etwas weiter öffnen und „wie auf zwei Gleisen stehen".

Das Brustbein anheben!

Den Bauchnabel sanft nach innen ziehen!

Das Standknie ist gebeugt!

Eigenwahrnehmung

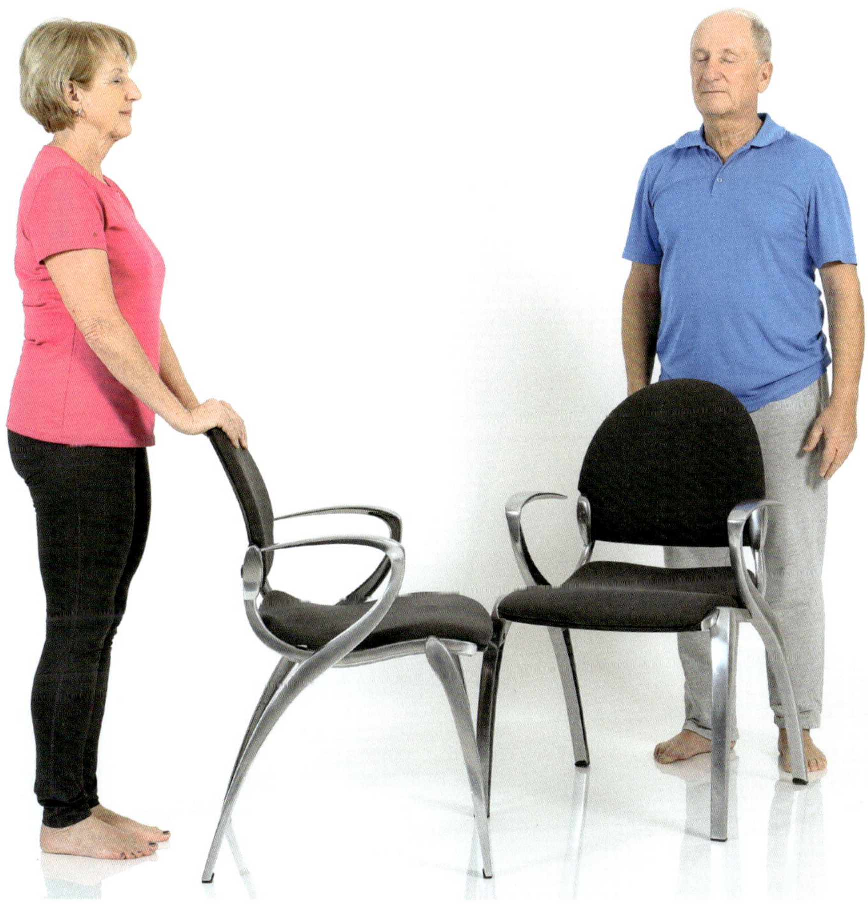

Hüftbreiter Stand. Die Augen schließen. Die Haltung bewusst wahrnehmen. Die Füße stehen auf dem Kleinzehenballen, Großzehenballen, auf der Ferse. Die Knie sind leicht gebeugt. Den Bauchnabel sanft nach innen ziehen. Das Brustbein anheben. Die Schultern fallen entspannt nach hinten unten. Unter den Achselhöhlen spüren Sie etwas Luft.

Als Erleichterung sich mit beiden Händen an der Stuhllehne festhalten!

Dehnung der Oberschenkelrückseite, der Wadenmuskulatu

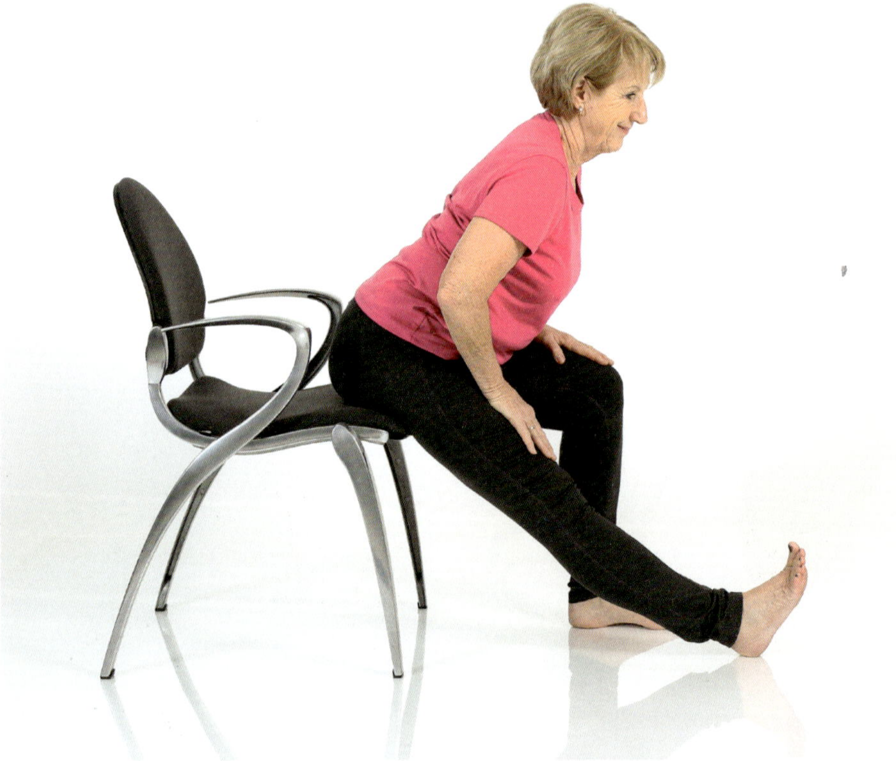

Sitz auf der vorderen Hälfte des Stuhls. Ein Bein nach vorne ausstrecken. Die Fußspitze anziehen. Nun den Oberkörper nach vorne neigen.

Den Rücken gerade halten!

Dehnung der Brustmuskulatur

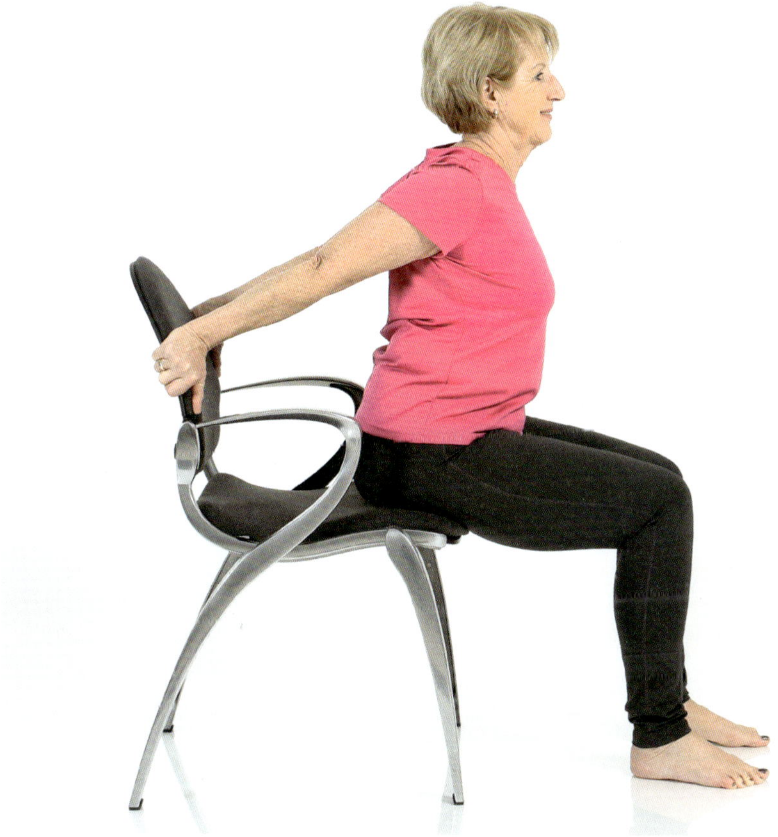

Auf der vorderen Hälfte des Stuhls sitzen. Mit beiden Händen hinter dem Rücken die Lehne fassen. Nun das Brustbein nach vorne schieben.

Dehnung der Gesäßmuskulatur

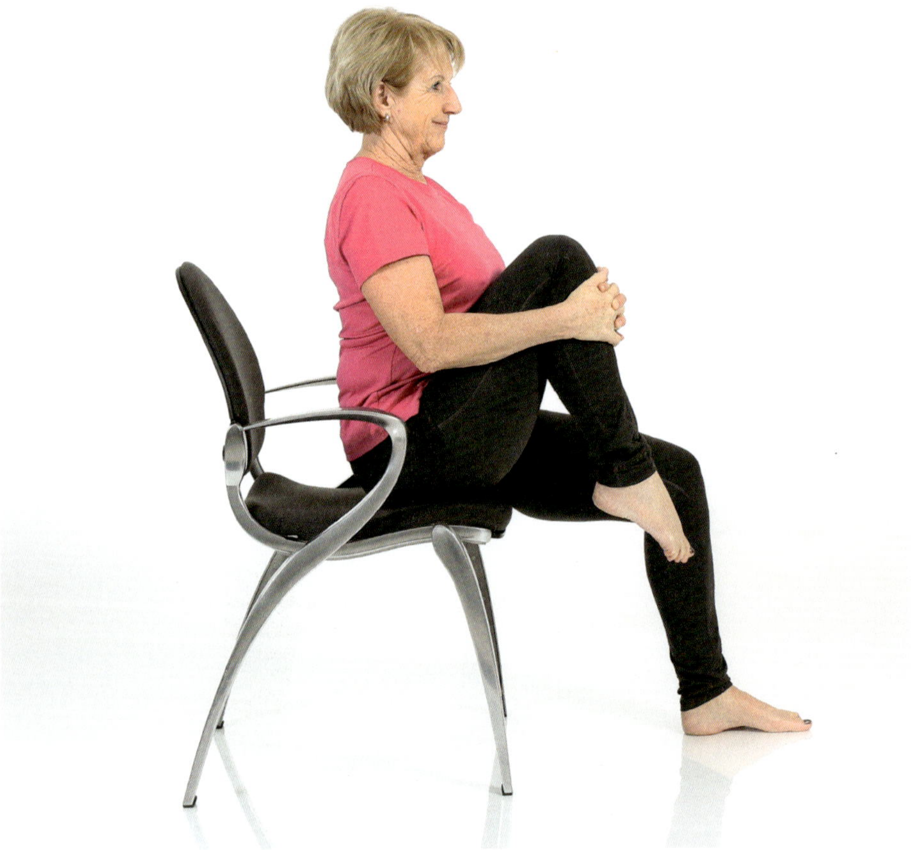

Aufrecht sitzen. Ein Bein knapp unterhalb des Knies fassen und in Richtung Brustbein ziehen.

Den Rücken gerade halten!

Dehnung der Oberschenkelvorderseite

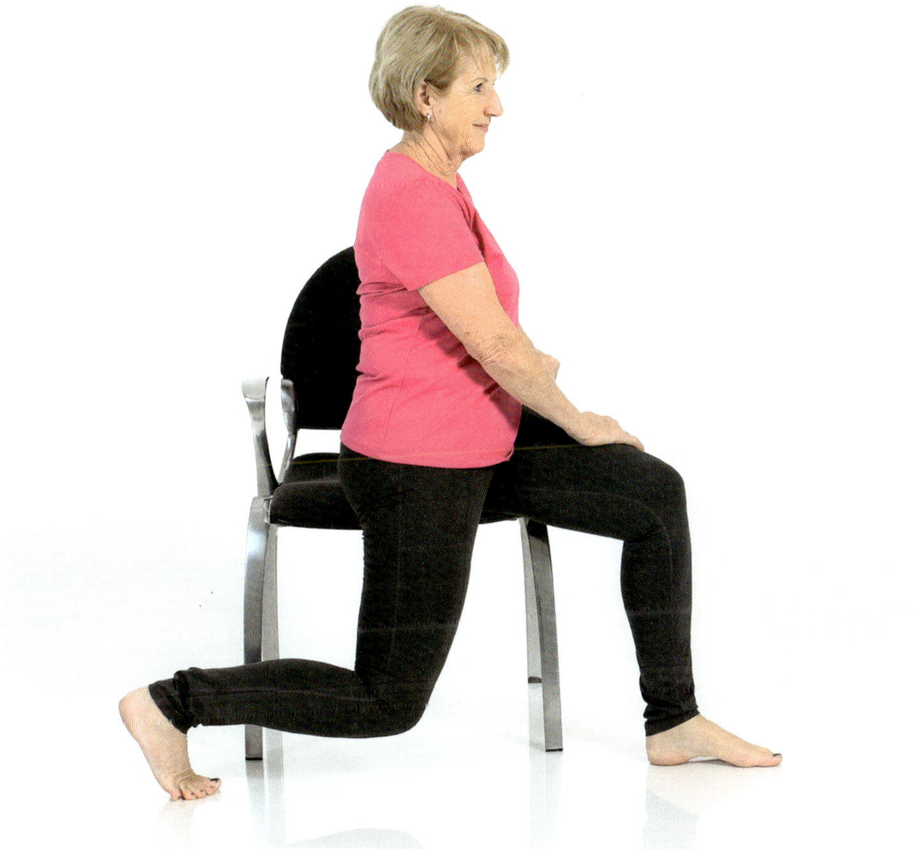

Sich mit einer Gesäßhälfte seitlich auf den Stuhl setzen. Ein Bein zurückstellen. Das Gesäß anspannen.

Das Brustbein anheben!

5.2 STURZPROPHYLAXE

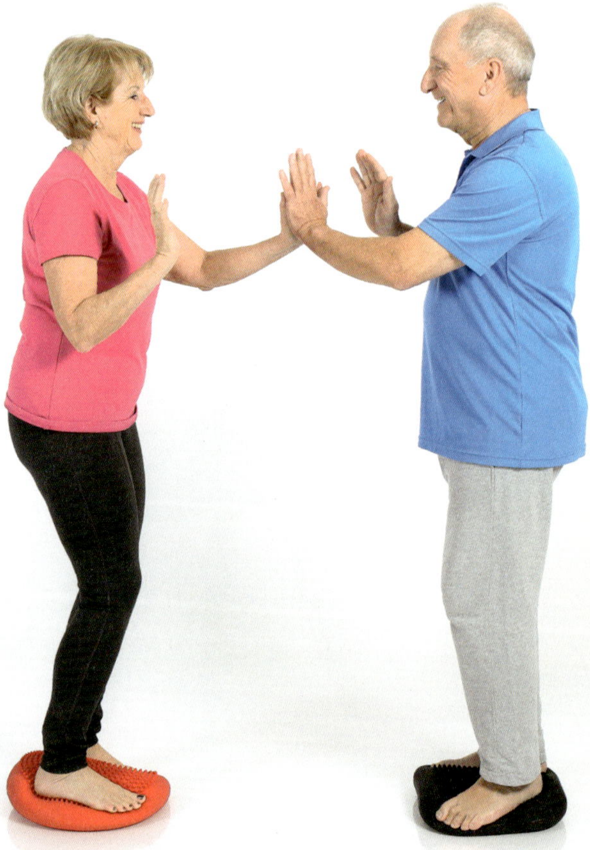

Das Training, um Stürzen vorzubeugen, Stürze abfangen zu können, ist präventiv sehr wichtig!

Bei Menschen über 65 kann ein passendes Trainingsprogramm das Sturz- und Verletzungsrisiko um bis zu 50 % reduzieren.

Passieren Stürze, sind folgende Körperteile besonders gefährdet für einen möglichen Bruch:

- der Oberschenkelhals,
- die Handgelenke,
- die Unterarmknochen und
- die Wirbelkörper.

Ziel des Trainings sollte es sein, Stürzen vorzubeugen, Stürze abfangen zu können und Sturzfaktoren, wie Umknicken oder Stolpern, zu verringern.

Was wir deshalb besonders trainieren sollten:

- Mobilisation der Schultern, des Beckens, der Hüftgelenke, der Wirbelsäule, der Fußgelenke;
- Koordinationstraining, insbesondere Gleichgewichtstraining und Reaktionsschulung;
- Wahrnehmungsschulung;
- Muskelaufbau, insbesondere der Oberschenkel- und Hüftmuskulatur. Stabilisation der Rumpfmuskulatur, des Schultergürtels, des oberen Rückens, der Unterarm- und Handmuskulatur.

Orientierung im Raum, schnelles Reagieren, Erinnern unter Zeitdruck

Spiel

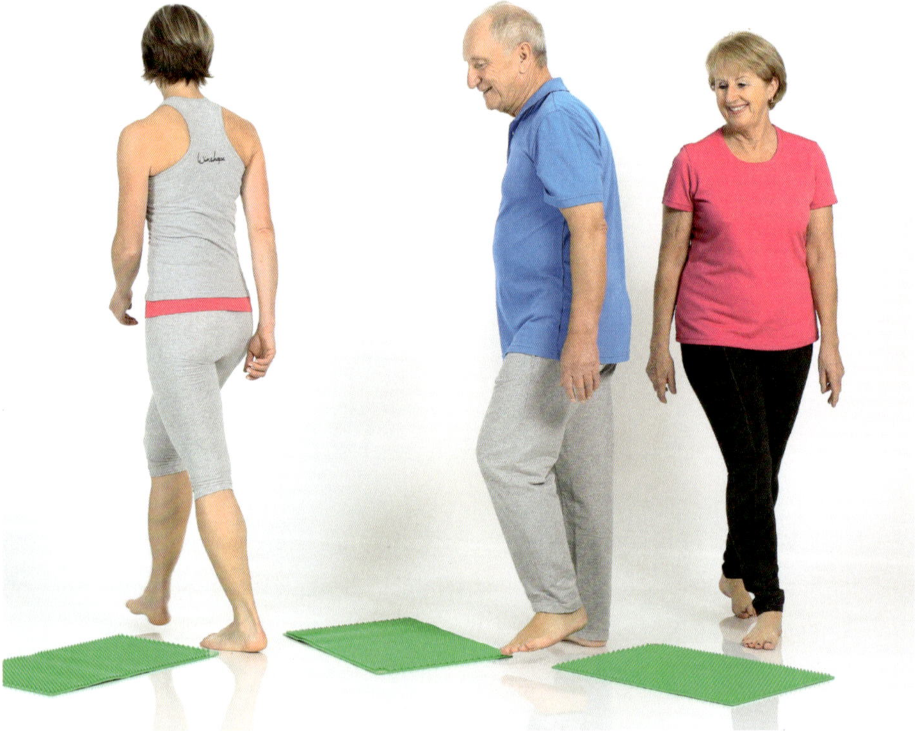

Zu motivierender Musik durch den Raum gehen. Um die Brasil®Base herum oder drüber. Bei Musikstopp sucht sich jeder eine Matte. Diese Matte ist die Matte „Nummer eins". Dann wieder durch den Raum gehen. Bei Musikstopp die nächste Matte wählen, das ist die Matte „Nummer zwei".

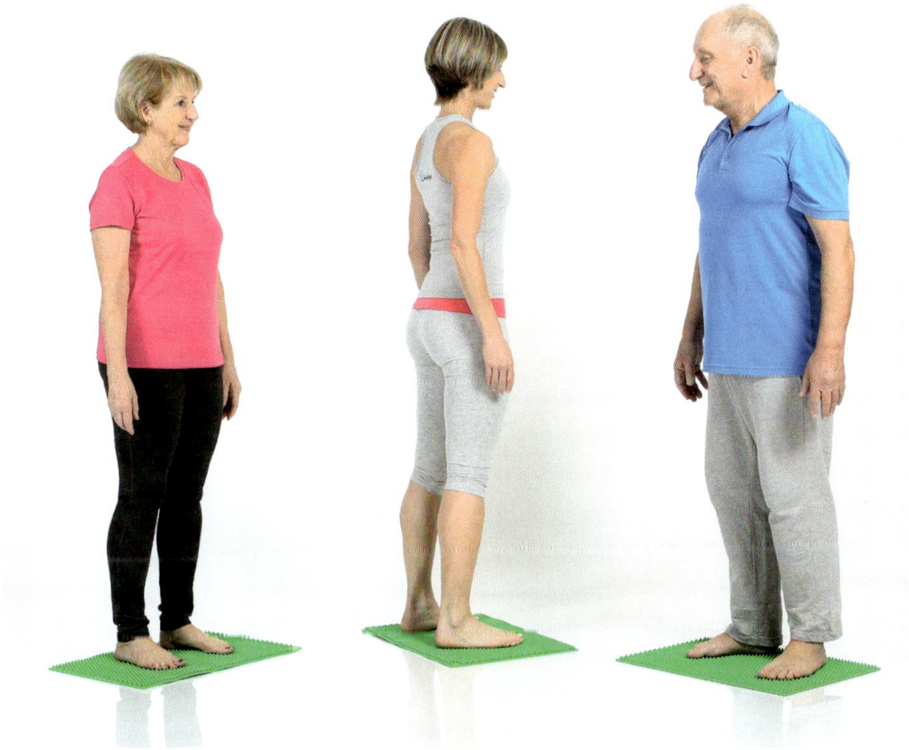

Dann wieder Musik. Bei Musikstopp zur Matte „Nummer eins" gehen. Beim nächsten Stopp zur Matte „Nummer zwei" gehen. Dann noch eine Matte hinzunehmen. Dieses Spiel lässt sich beliebig erweitern. Möglich wäre auch, die Teilnehmer rückwärts gehen zu lassen.

Gleichgewichtstraining, soziale Kompetenz, Vertrauen

Sensomotorischer Parcours

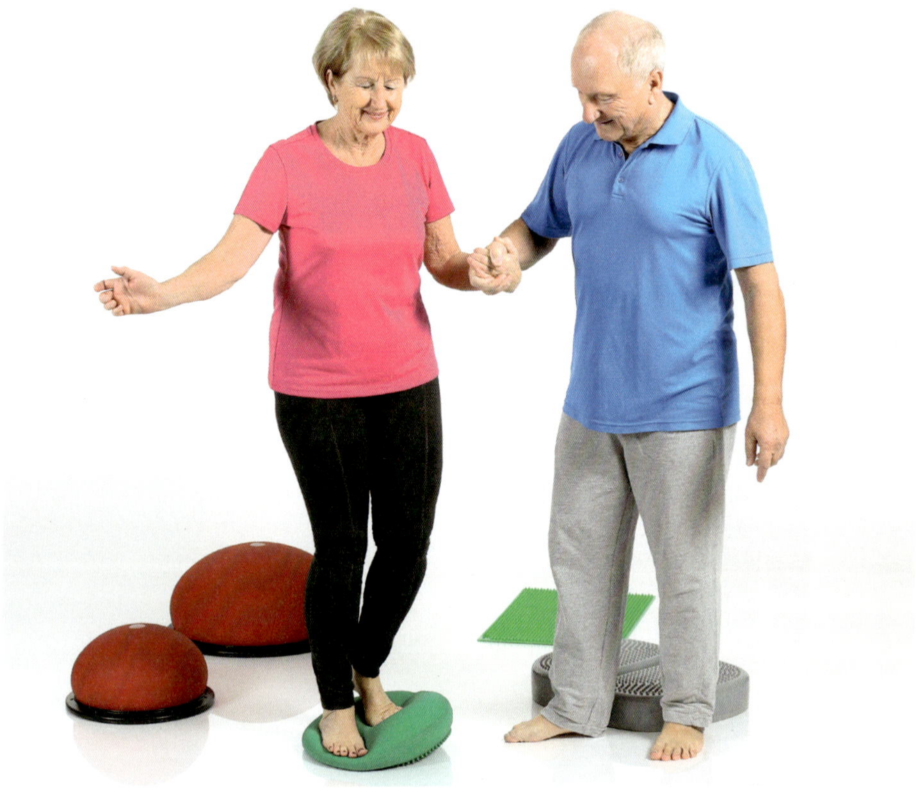

Ein Partner führt den anderen mit geschlossenen Augen über einen Parcours (hier mit Brasil®Base, TOGU Jumper®, TOGU Jumper mini®, Aerostep®, Dynair®).

Abwandlungen sind natürlich möglich:

- alleine durch den Parcours mit geöffneten Augen;
- rückwärts durch den Parcours;
- den Boden zu keiner Zeit berühren;
- bei Musikstopp auf einem Gerät stehen bleiben.

Schulung der Gleichgewichtsfähigkeit, schnelles Reagieren, Orientierung im Raum

Spiel

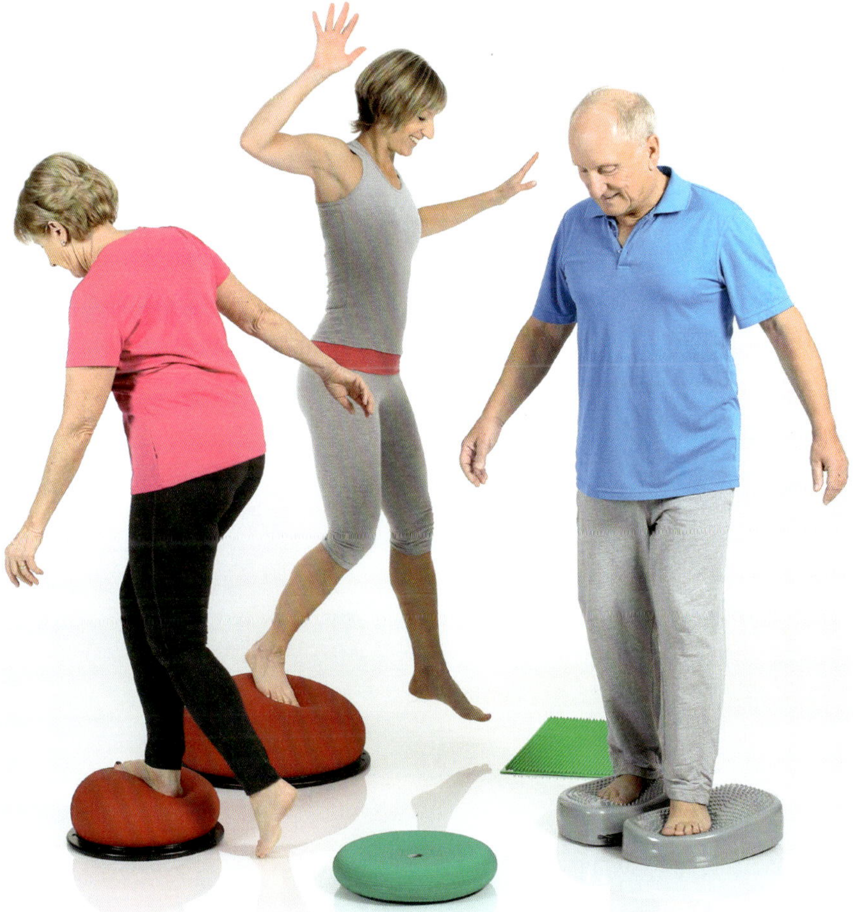

Alle Teilnehmer gehen beliebig durch den Raum oder über die Geräte, bei Musikstopp auf einem der Geräte stehen bleiben.

Möglichst ruhig auf dem labilen Untergrund stehen bleiben.

Herz-Kreislauf-Training

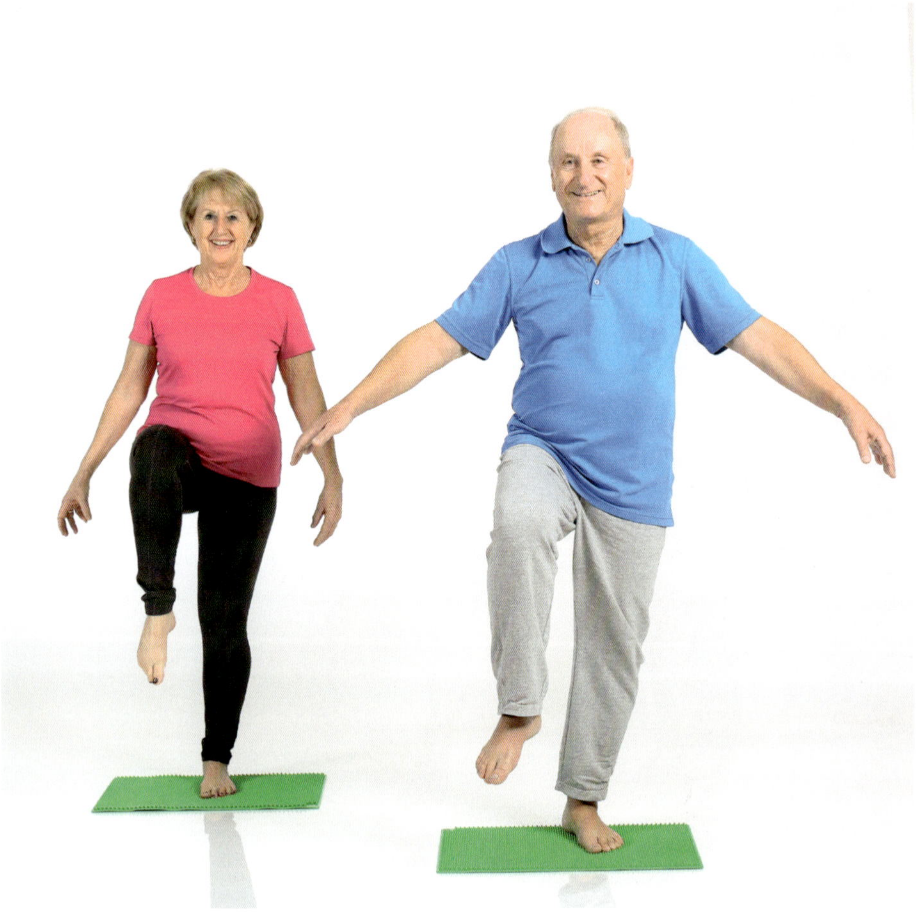

Kleine, simple Schrittkombinationen sind, ehrlich gesagt, mehr für Frauen geeignet als für Männer.

Aber mit passender Musik aus der Zeit Ihrer Teilnehmer fällt es auch männlichen Teilnehmern nicht schwer, sich zu bewegen.

Ein simples Hilfsmittel für solche Bewegungsabfolgen ist die Brasil®Base. Sie ist gleichzeitig Platzhalter und sensomotorischer Untergrund.

Teilnehmer fühlen sich aus meiner Erfahrung immer wohl, wenn sie einen „Platz im Raum" haben. Ich empfehle Übungen auf der Brasil®Base barfuß oder mit Socken, damit werden zusätzlich die Rezeptoren in den Fußsohlen aktiviert.

Nehmen Sie alle Schritte aus dem Aerobic, wie zum Beispiel March, Step Touch, Knee Lift, V-Step. Bauen Sie diese Schritte auf nach der Methodik der Group Fitness.

Geschult werden vor allem:

- das Herz-Kreislauf-System, angepasst an das Leistungsniveau der Teilnehmer;
- die Koordination;
- das Gleichgewicht (innere und äußere Reize geben);
- die Mobilität der Gelenke;
- die Rhythmisierungsfähigkeit;
- das Selbstvertrauen, wenn eine Abfolge von Bewegungen in der Gruppe mit Erfolg bewältigt wird

Basic Step/V-Step

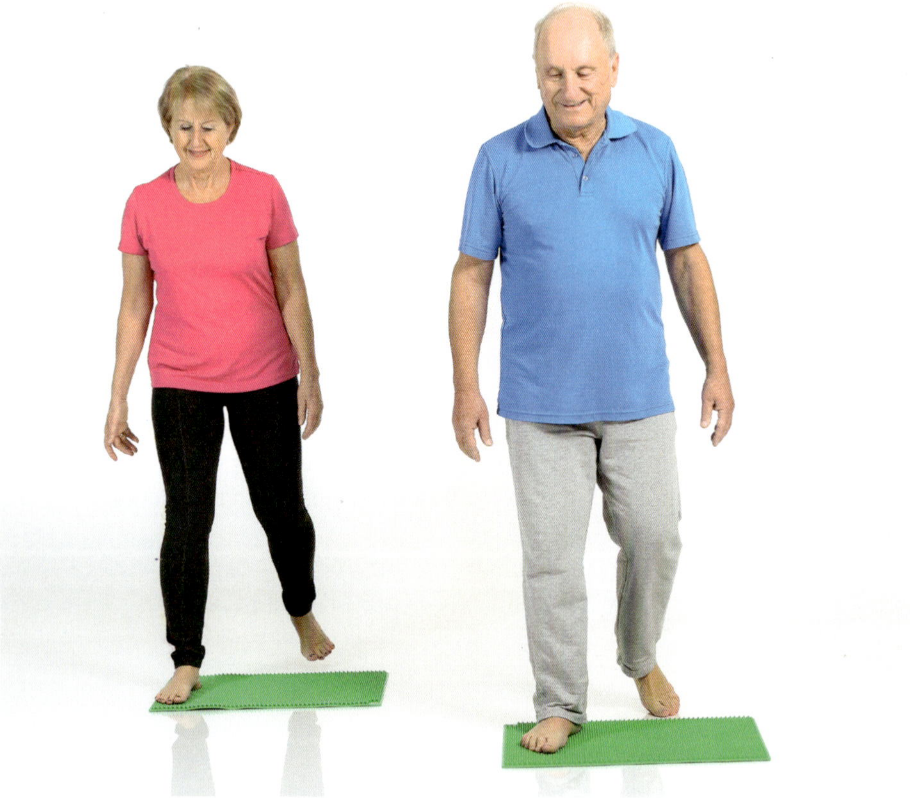

Mit rechts bzw. links auf die Brasil®Base (oder eine Teppichfliese) aufsteigen, dann folgt der andere Fuß. Mit dem rechten bzw. linken Fuß wieder absteigen.

Ältere Teilnehmer haben gerne einen „Platzhalter" vor sich liegen. So fühlt sich jeder am „richtigen" Ort!

Knee Lift

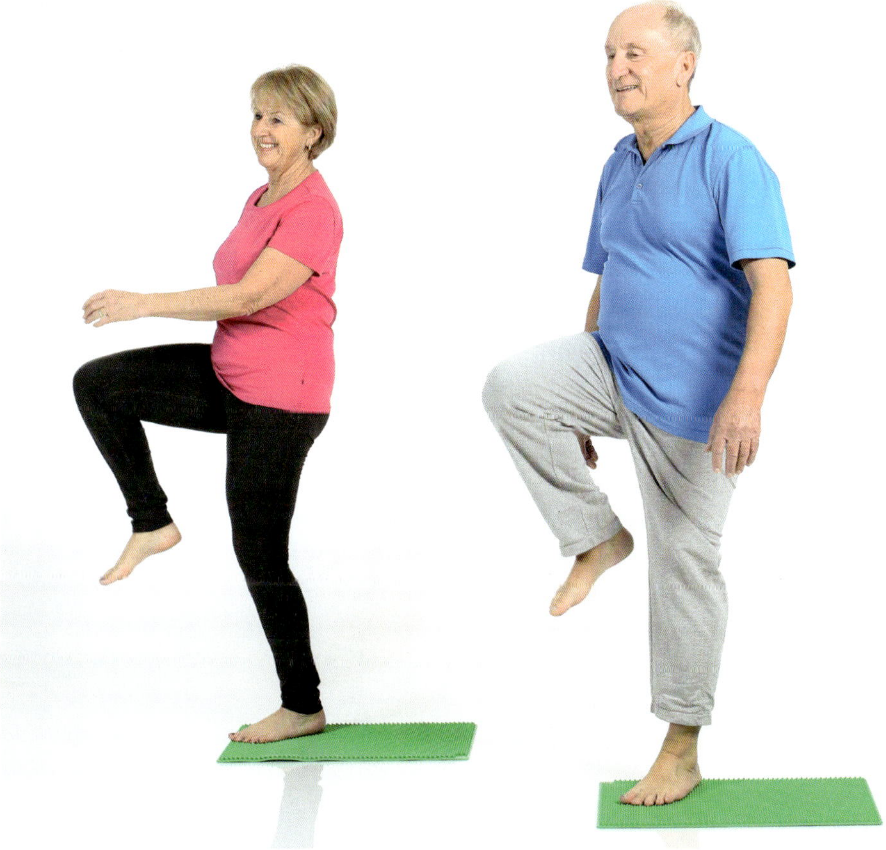

Mit dem rechten Fuß auf die Brasil®Base steigen. Das linke Knie anheben. Mit dem linken Fuß wieder absteigen, dann folgt der linke Fuß und das rechte Knie.

Natürlich können Sie alle Schritte, die bekannt sind, aus dem Step Aerobic nutzen, wie zum Beispiel: Step Kick, Curl, Tap, Mambo, ...

Körperwahrnehmung, Schulung der Gleichgewichtsfähigkeit

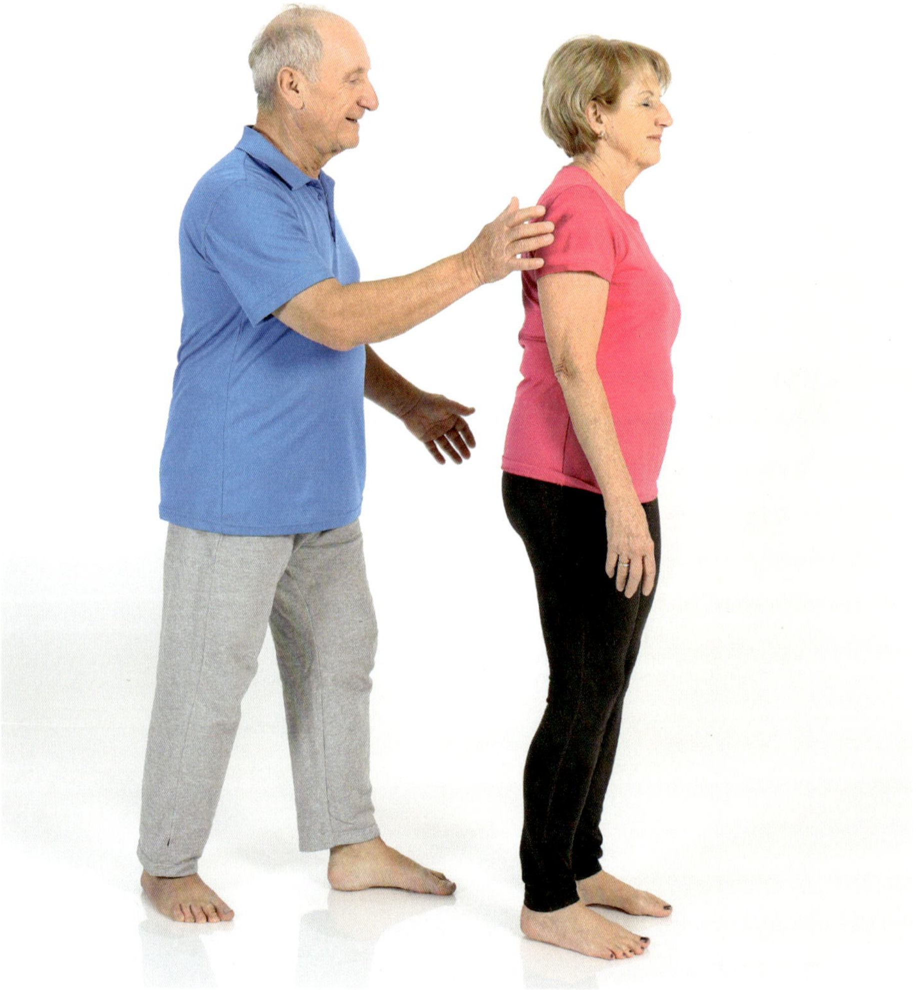

Ein Partner steht hüftbreit geöffnet mit geschlossenen Augen. Der Partner versucht, durch leichtes Anstupsen den anderen aus dem Gleichgewicht zu bringen.

Als Steigerung mit geschlossenen Füßen oder auf einem Bein stehen.

Körperwahrnehmung, Schulung der Gleichgewichtsfähigkeit

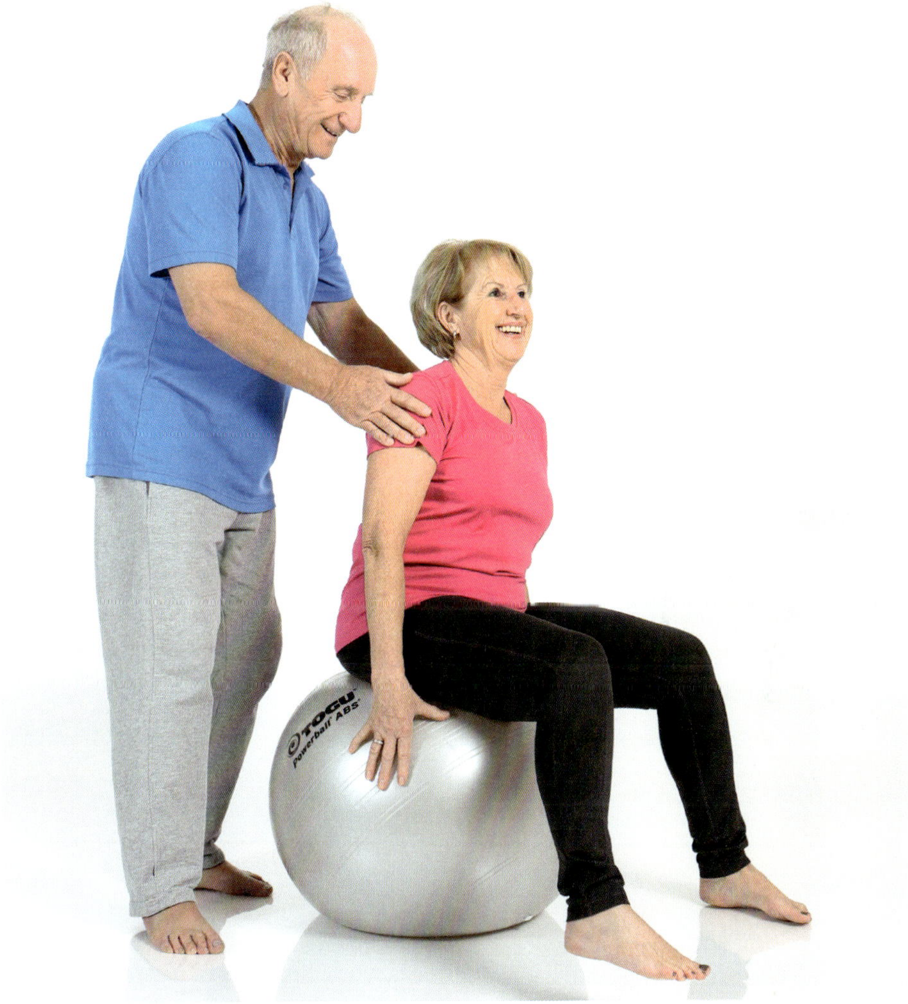

Ein Partner sitzt auf einem großen Gymnastikball. Der Partner versucht, durch leichtes Anstupsen den anderen aus dem Gleichgewicht zu bringen.

Als Erleichterung die Hände am Ball halten.

Als Steigerung diese Übung mit geschlossenen Augen ausführen.

Körperwahrnehmung, Schulung der Gleichgewichtsfähigkeit, Anpassungsfähigkeit

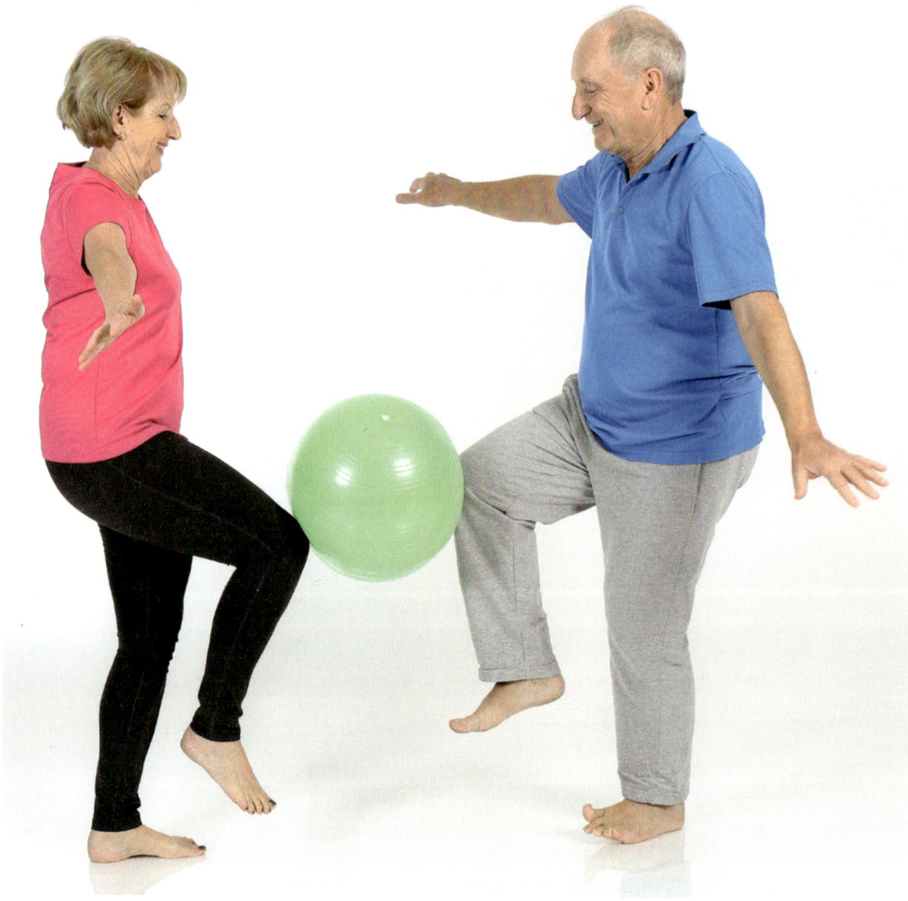

Sich auf einem Bein stehend gegenüberstehen. Einen Redondo®Ball Plus zwischen die angehobenen Knie klemmen. Den Partner durch Schieben aus der Balance bringen.

Vorsicht: Dabei nicht selbst aus der Balance kommen!

Koordination, Schulung der Gleichgewichtsfähigkeit

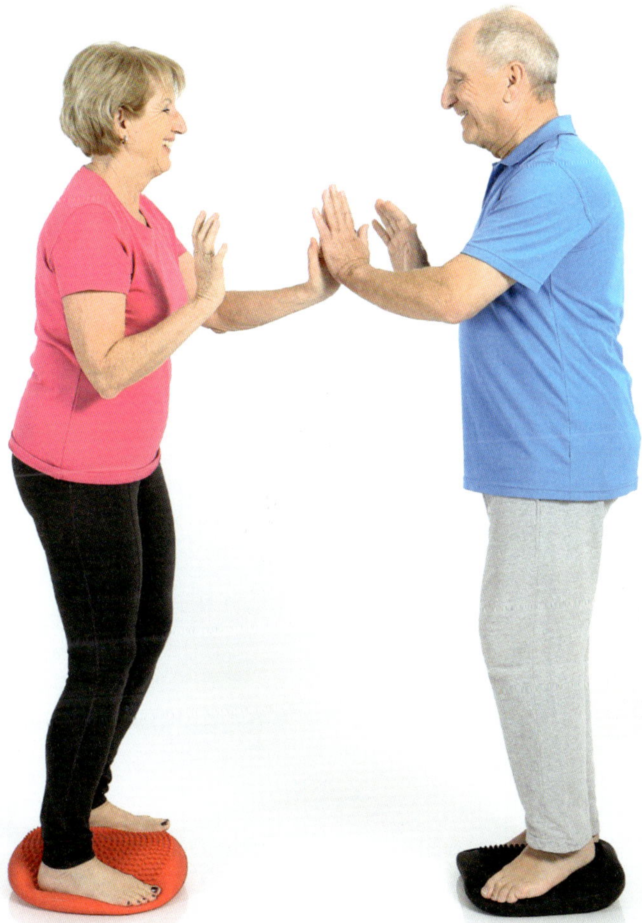

Beide Partner stehen sich gegenüber. Jeder steht auf einem labilen Untergrund (alternativ auch auf einer zusammengerollten Matte).

Nun klatschen sich die Partner gegenseitig über Kreuz in die Hände.

Erfinden Sie einen Klatschrhythmus, zum Beispiel „kreuz, kreuz, beide, beide".

Koordination, Schulung der Sinne

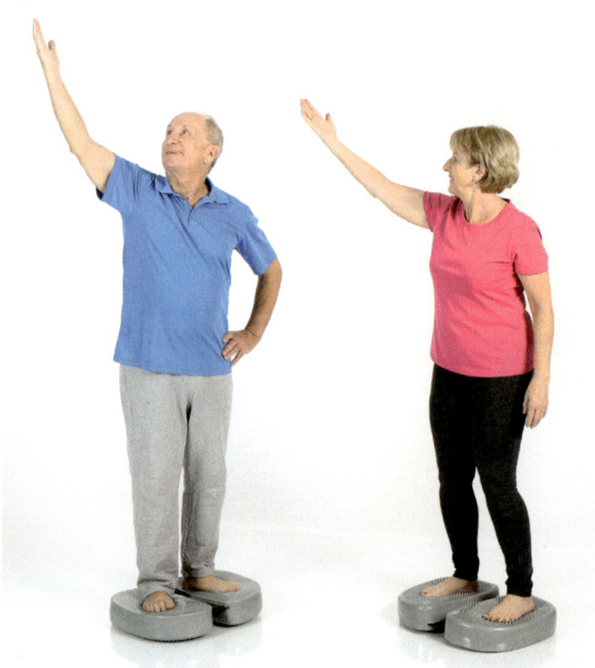

Stand auf einem labilen Untergrund (alternativ auch auf einer zusammengerollten Matte). Ein Arm führt langsam eine Bewegung von weit hinten oben bis weit vorne unten zum gegenüberliegenden Fuß aus. Der Blick verfolgt die Hand (die Vorstellung hilft, in einen Handspiegel zu schauen).

Dann Seitenwechsel!

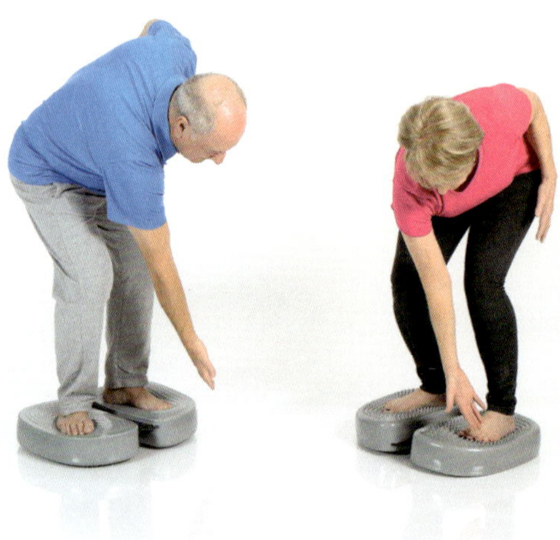

Kräftigung der Oberschenkel- und Gesäßmuskulatur, Schulung der Gleichgewichtsfähigkeit

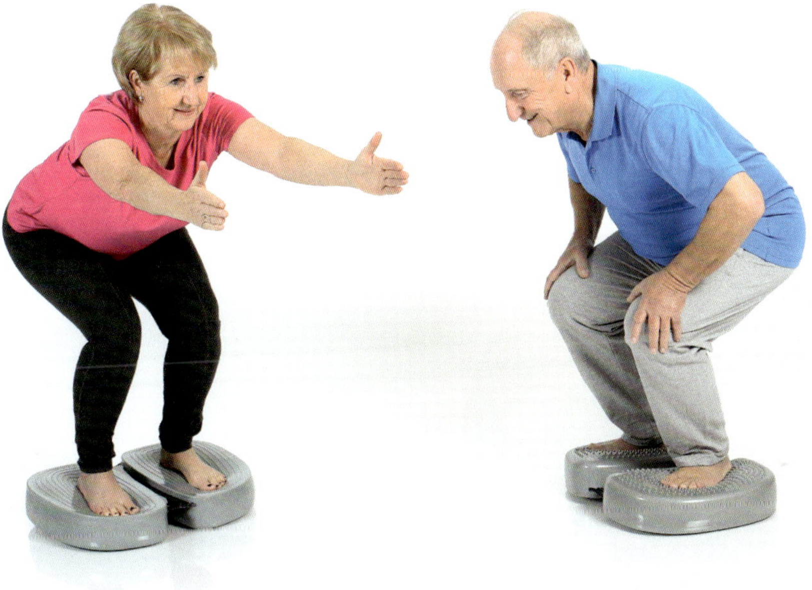

Mit beiden Füßen auf einem labilen Untergrund stehen (alternativ auch auf einer zusammengerollten Matte). Nun das Gesäß weit nach hinten unten absetzen und sich wieder aufrichten.

Das Körpergewicht weit in Richtung Fersen absetzen!

Kräftigung der Oberschenkel- und Gesäßmuskulatur, Schulung der Gleichgewichtsfähigkeit

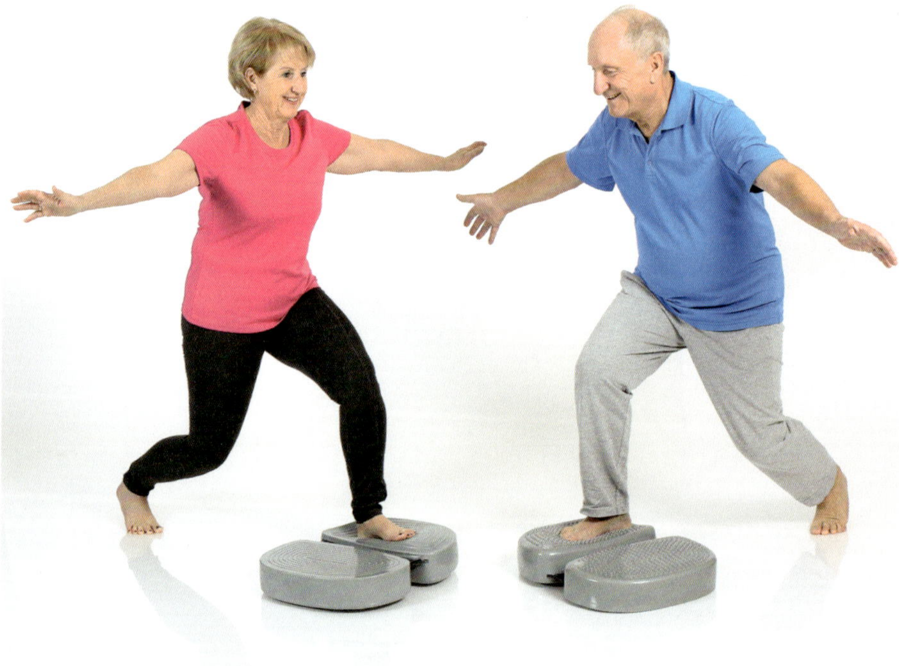

Mit einem Bein auf einem labilen Untergrund stehen (alternativ auch auf einer zusammengerollten Matte). Das andere Bein nach hinten in einen Ausfallschritt stellen. Die Ferse des hinteren Beins bleibt abgehoben. Nun das Knie in Richtung Boden absetzen und sich wieder aufrichten.

Das vordere Knie bleibt senkrecht über der Ferse!

Kräftigung der Handgelenkmuskulatur, der tiefen Rumpfmuskulatur, Anregen der Handrezeptoren

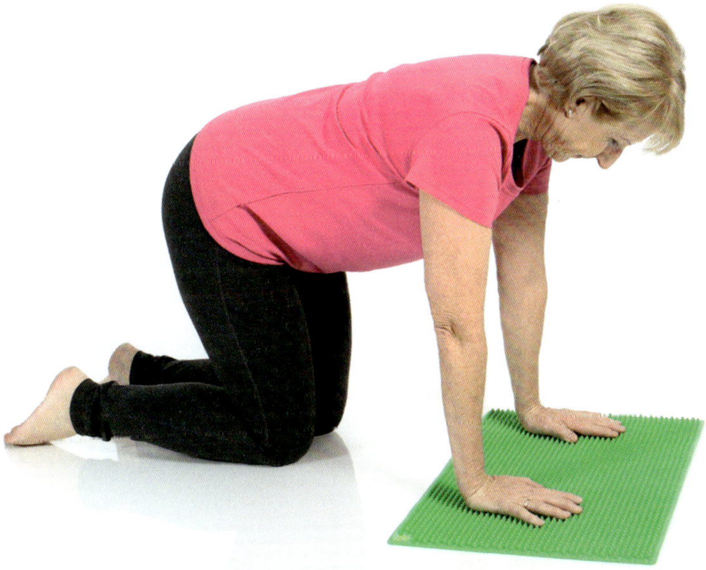

Im Vierfüßlerstand das Körpergewicht von rechts nach links verlagern. Hände und Knie bleiben dabei auf dem Boden!

Um zusätzlich die Handrezeptoren anzuregen, stützen Sie beide Hände auf die Brasil®-Base.

Der Rücken bleibt in neutraler Position!

Den Bauchnabel sanft nach innen oben ziehen!

5.3 AKTIV UND BEWEGLICH

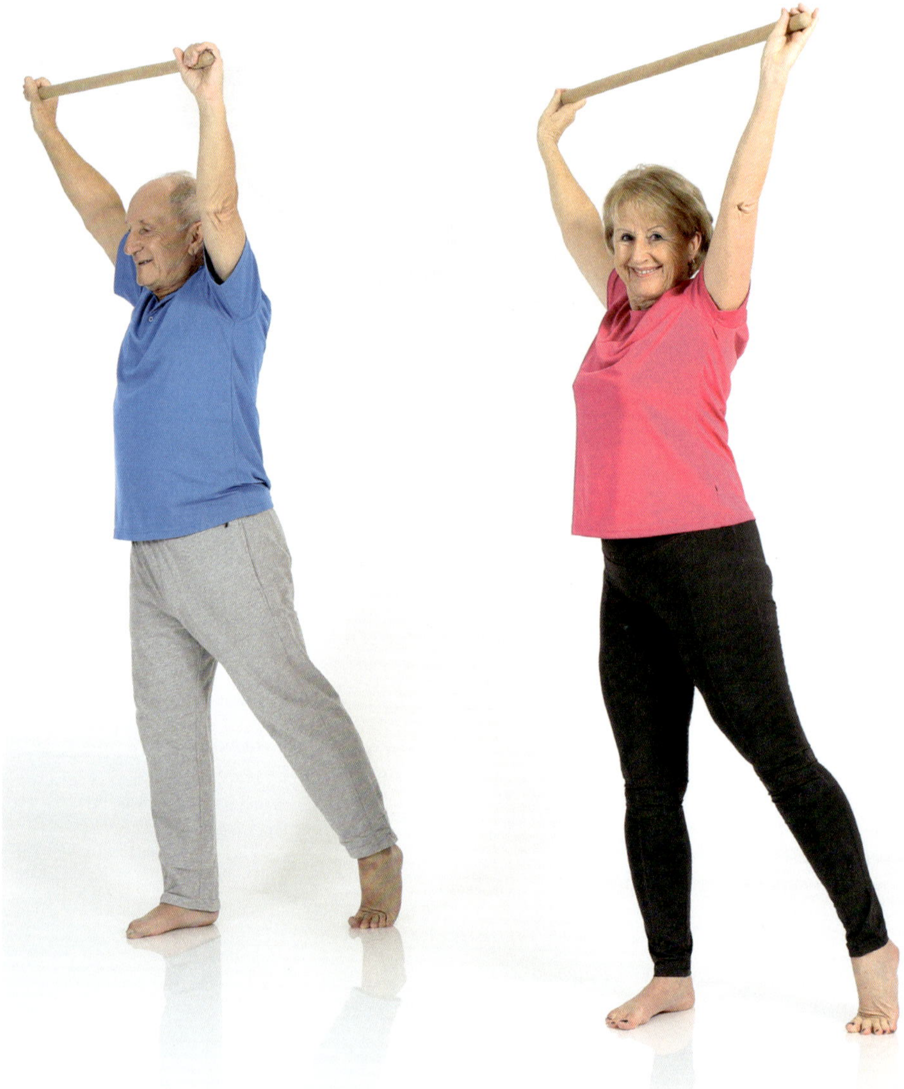

Sind wir nicht mehr beweglich, dann sind wir im Alltag auch nicht mehr mobil.

Haben Sie schon einmal ältere, unsportliche Menschen beobachtet beim Rückwärtsfahren mit dem Auto, beim Aussteigen aus dem Auto oder beim Schuhebinden?

Diese Beispiele machen deutlich, wie wichtig Beweglichkeit ist, um bis ins hohe Alter ein selbstständiges und aktives Leben führen zu können.

Um unseren Körper gesund zu halten, um mobil und selbstständig zu bleiben, müssen wir vor allem folgende Gelenke beweglich erhalten:

- Fußgelenke,
- Hüftgelenke,
- Brustwirbelsäule,
- Schultergelenke und den
- Schultergürtel.

Ist eines dieser Gelenke unbeweglich, muss die Gelenkeinheit darüber oder darunter diese Unbeweglichkeit ausgleichen. Fehlt die Beweglichkeit der Hüftgelenke, kommt es zum Beispiel oft zu Knie- oder Lendenwirbelsäulenbeschwerden. Oder fehlt die Beweglichkeit der Brustwirbelsäule, kommt es oft zu Beschwerden im Nacken oder in der Lendenwirbelsäule.

Mobilisation der Schultergelenke, des Schultergürtels

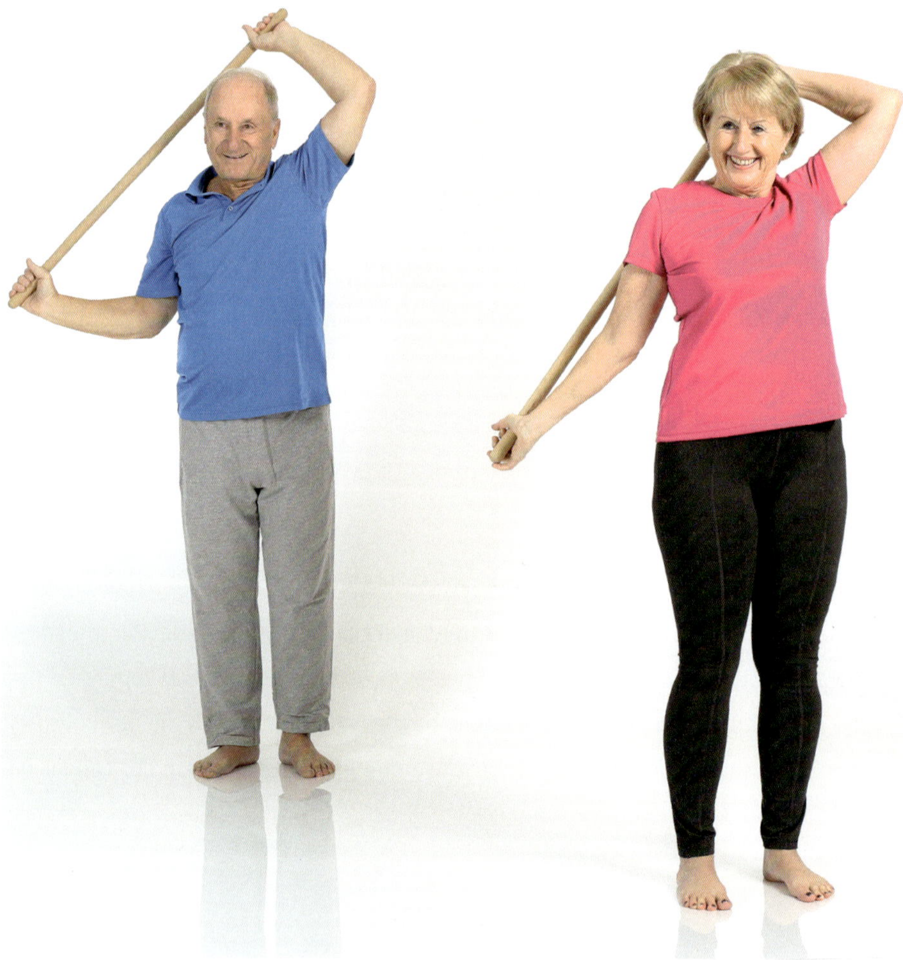

Aufrechter Stand. Den Gymnastikstab ganz außen fassen und in großen Kreisen um den Kopf bewegen. Einmal rechts-, einmal linksherum.

Das Brustbein heben!

Die Knie sind leicht gebeugt!

Mobilisation der gesamten Wirbelsäule, der Schultergelenke

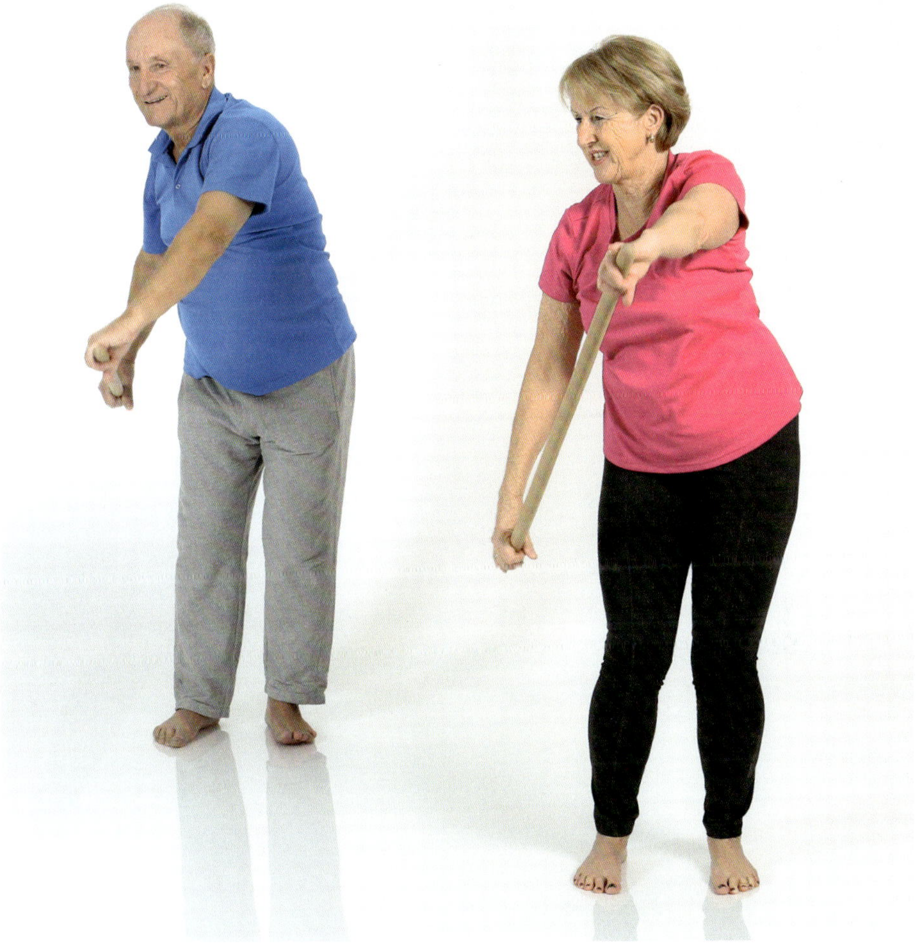

Aufrechter Stand. Den Gymnastikstab in einer großen Acht einmal rechts, einmal links am Körper vorbeiführen.

Die Knie zeigen immer nach vorne!

Ganzkörpermobilisation

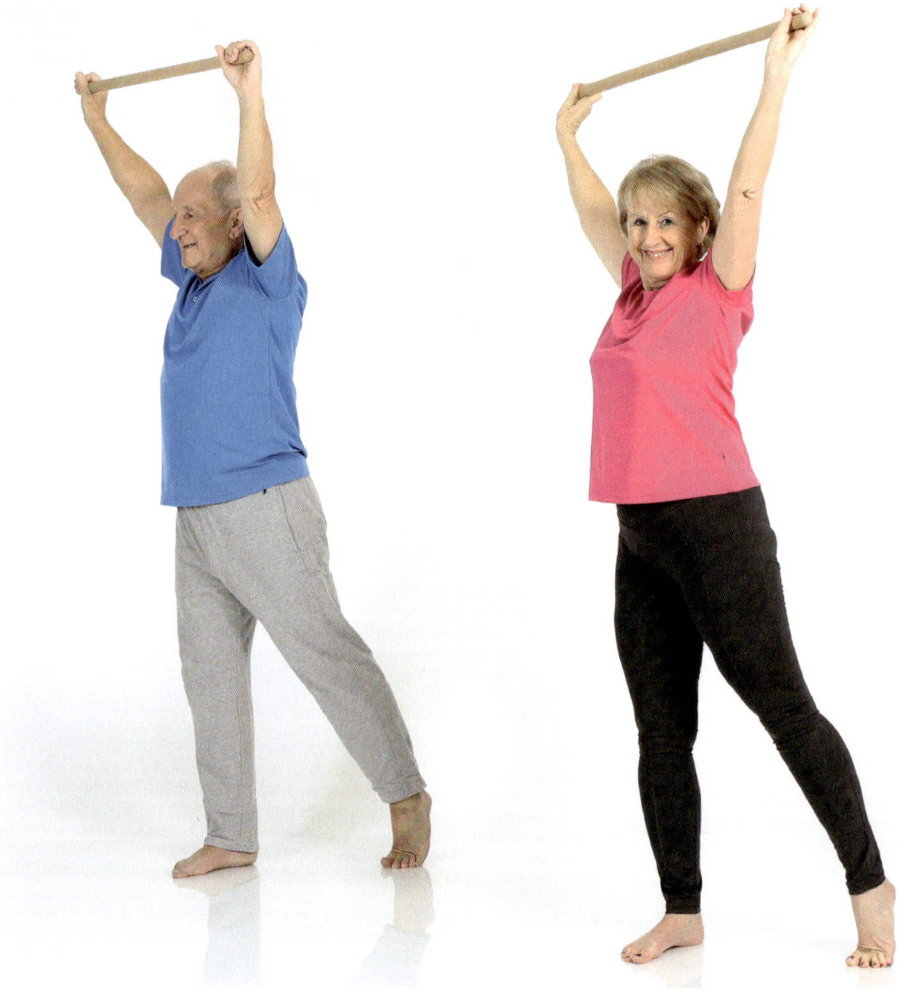

Side-to-Side-Bewegung, dabei den Gymnastikstab weit von rechts nach links schwingen.

Das Brustbein heben!

Sich weit in Richtung Decke strecken!

Mobilisation der Hüftgelenke

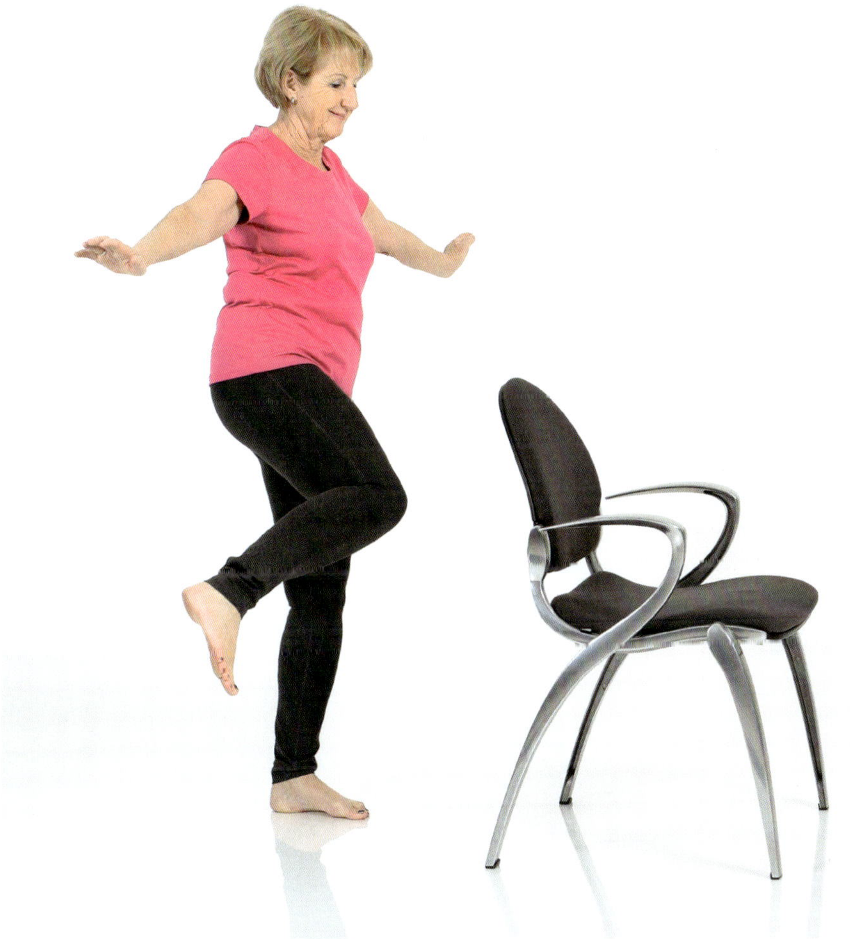

Im Einbeinstand mit einem Bein eine große liegende Acht vor dem Körper beschreiben.

Das Brustbein anheben!

Mobilisation der Hüftgelenke

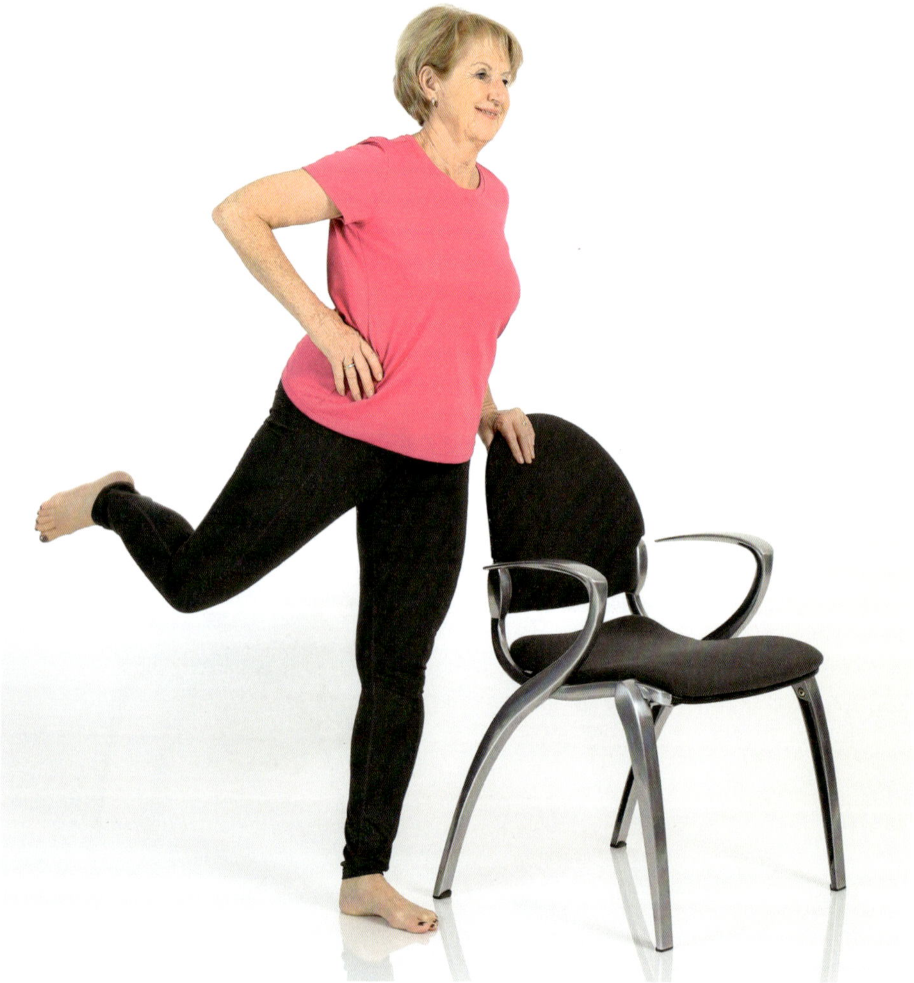

Im Einbeinstand ein Bein locker neben dem Körper vor- und zurückschwingen. Vielleicht klappt das auch, ohne sich festzuhalten?

Das Brustbein anheben!

Das Standknie ist leicht gebeugt!

Mobilisation der Wirbelsäule, des Schultergürtels, der Hüftgelenke

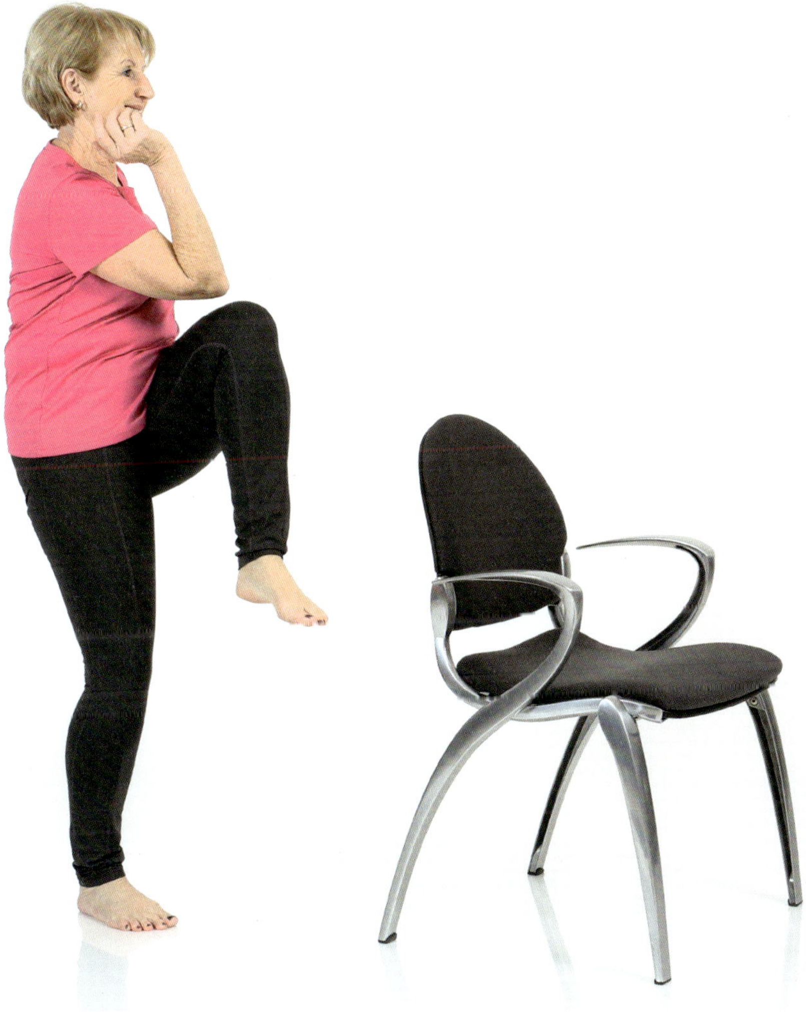

Im Wechsel das rechte Knie zum linken Ellbogen und das linke Knie zum rechten Ellbogen bewegen.

Mobilisation der Fußgelenke

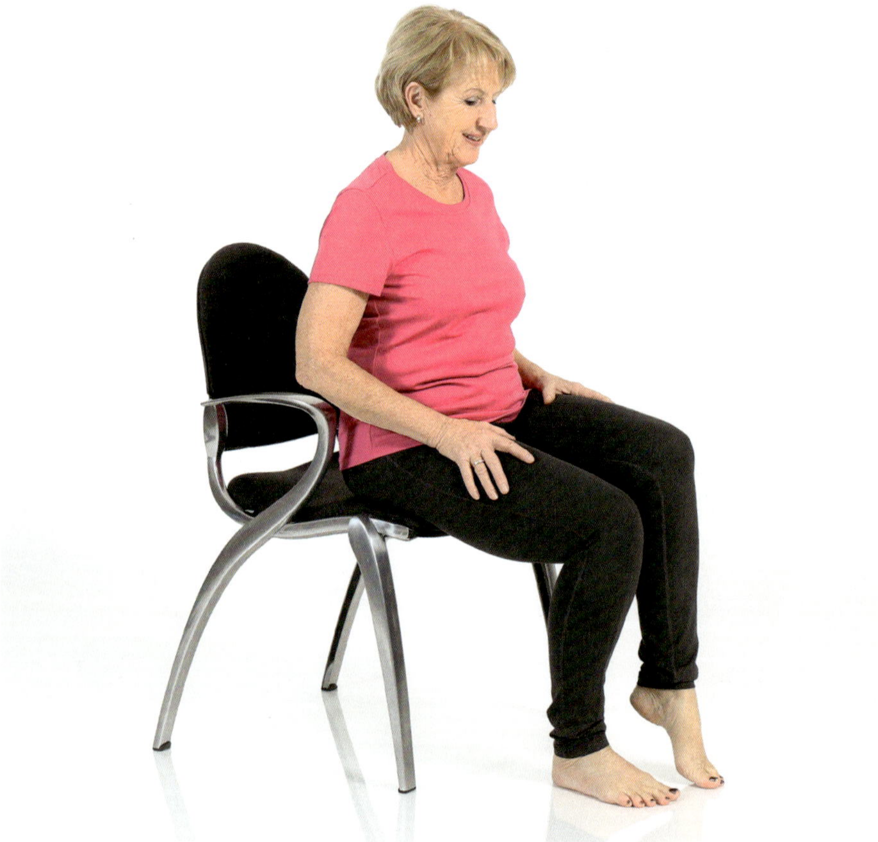

Im Sitzen oder Stehen im Wechsel die rechte und linke Ferse heben und senken.

Aufrecht sitzen!

TIPP für eine kurze Bewegungspause bei schweren Beinen!

Mobilisation der Wirbelsäule

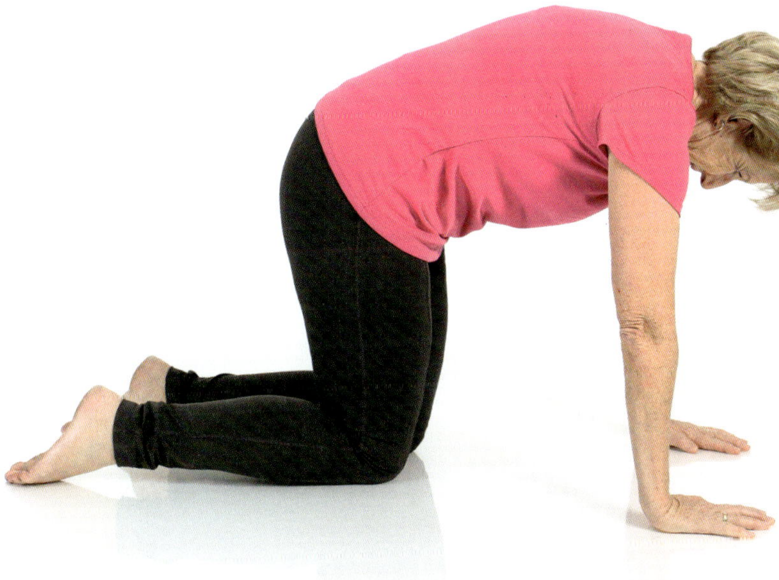

Im Vierfüßlerstand die Wirbelsäule in alle Richtungen bewegen. Nach oben, unten, rechts oder links. Ganz nach den eigenen Bedürfnissen.

Hüftmobilisation

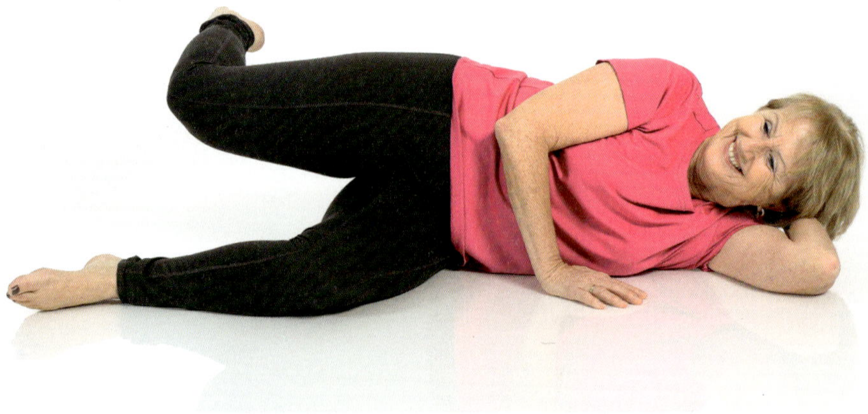

In der Seitenlage mit angezogenen Beinen das obere Bein angewinkelt vor- und zurückführen. Mit dem Ausatmen zurück, mit dem Einatmen nach vorne führen.

Der gesamte Rumpf bleibt stabil liegen!

Mobilisation der Brustwirbelsäule

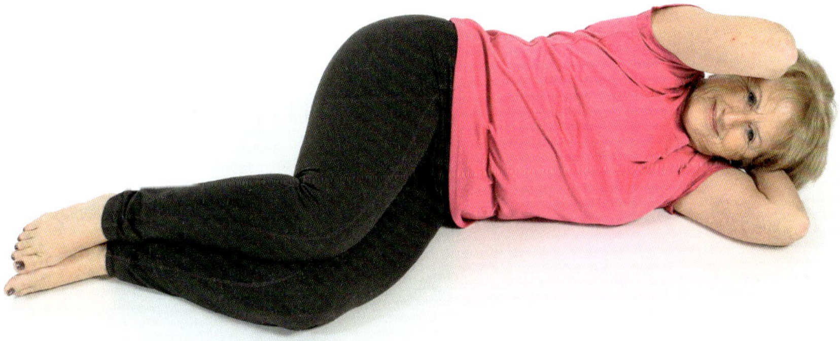

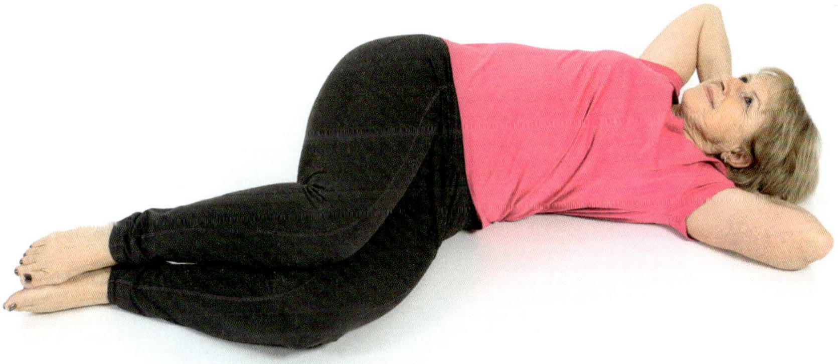

In der Seitenlage mit angezogenen Beinen die Hände hinter dem Kopf verschränken. Nun mit dem Einatmen den Ellbogen nach hinten öffnen, mit dem Ausatmen wieder zurückführen.

Die Knie bleiben aufeinander liegen!

Mobilisation der Hüftgelenke

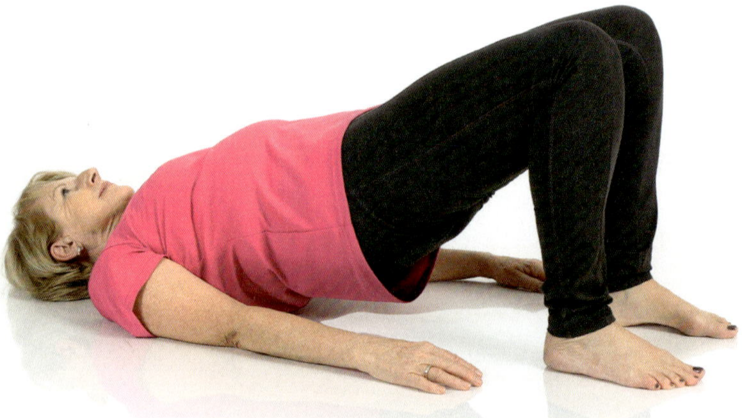

In der Rückenlage mit aufgestellten Beinen das Becken heben und senken.

Maximal bis zu den Schulterblattspitzen nach oben kommen!

Mobilisation der Hüftgelenke

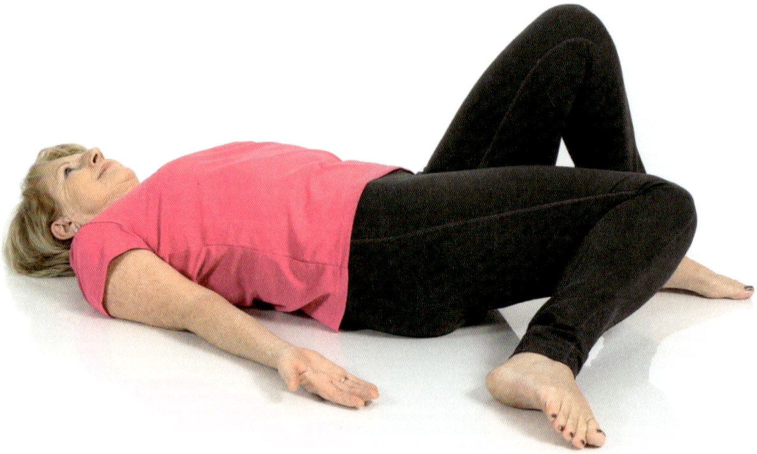

In der Rückenlage mit aufgestellten Beinen die Füße etwas mehr als hüftbreit öffnen. Nun im Wechsel das rechte und linke Knie nach innen fallen lassen.

Das jeweils aufgestellte Bein bleibt stabil stehen!

Mobilisation des unteren Rückens

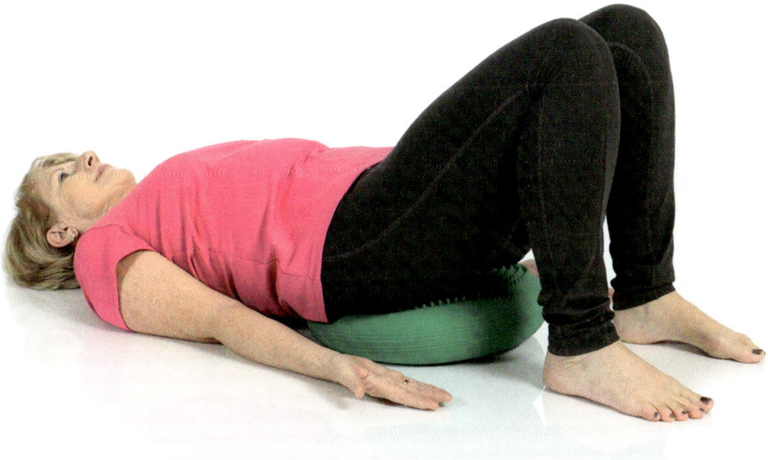

In der Rückenlage mit aufgestellten Beinen unter dem Kreuzbein ein Dynair®-Ballkissen platzieren. Das Becken vor und zurück und von rechts nach links kippeln, kreisen (Vorstellung, das Becken ist eine Uhr: Von der 12 auf die 6, von der 3 auf die 9, ...).

5.4 KRAFTVOLL UND SICHER

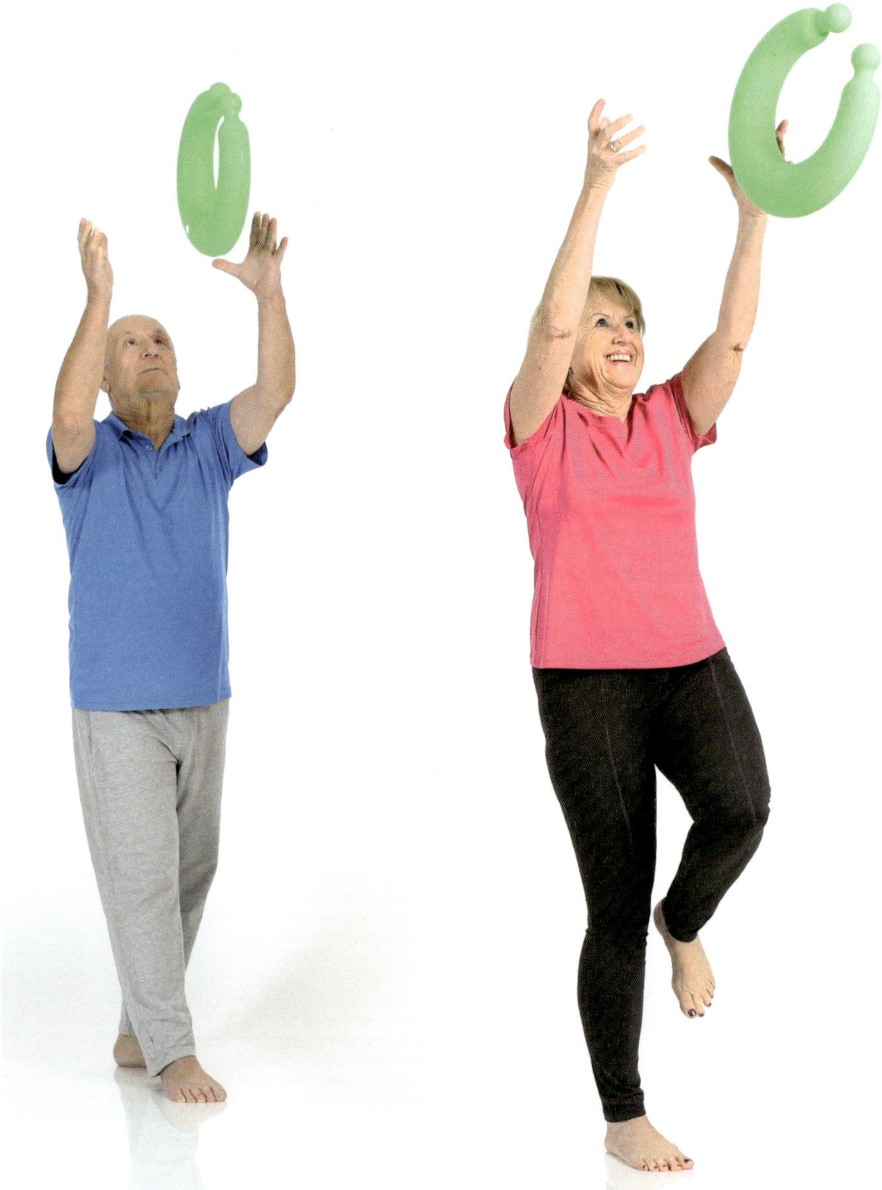

Der Grund für unsicheres „Auftreten" im Alter ist nicht immer mentale Unsicherheit, sondern die fehlende Kraft in Beinen und Rumpf, die verlernte Gleichgewichtsfähigkeit und die eingeschränkten Sinneswahrnehmungen!

Beobachten Sie ältere Menschen im Alltag. Im Zug setzen sie sich meistens, im Bus halten sie sich fest, sie tragen meist stabiles Schuhwerk, und wenn sie Sport im Freien treiben, dann nehmen sie auch noch zusätzlich zwei Stöcke in die Hand!

Denken Sie an die Kindheit zurück, wie oft sind Sie über Baumstämme balanciert, haben Ballspiele gemacht, sind barfuß durch den Garten gelaufen!

Je älter wir werden, desto weniger machen wir solchen „Blödsinn". Helfen Sie Ihren Kursteilnehmern, wieder Kind sein zu dürfen, zu balancieren, zu lachen, Spaß zu haben.

Wahrnehmung

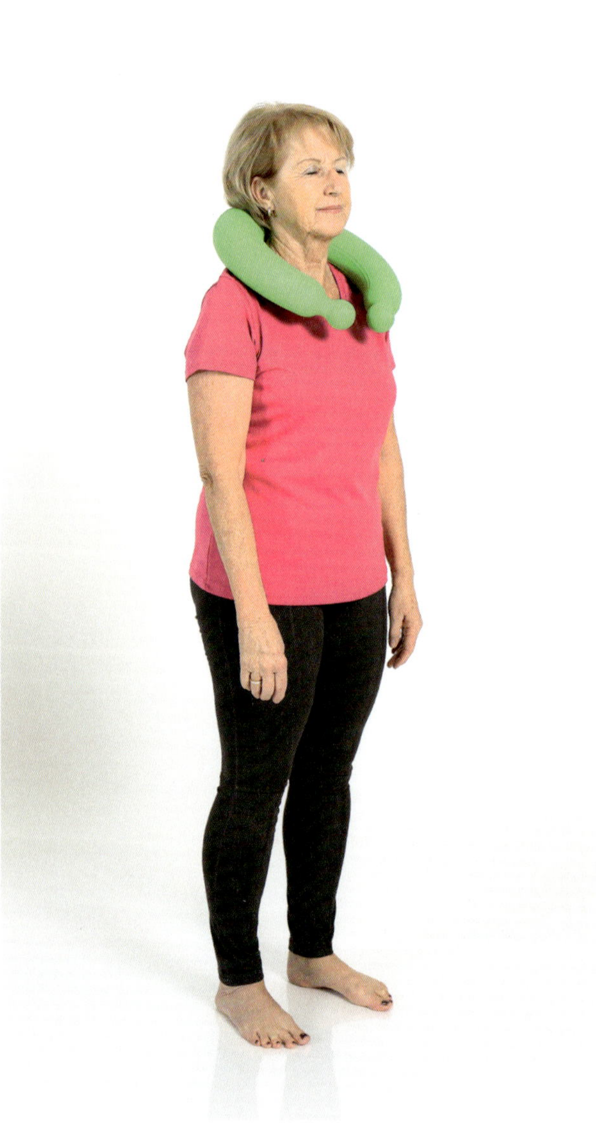

Bevor Sie mit den Übungen beginnen, versuchen Sie, mit den Teilnehmern einen IST-Zustand wahrzunehmen. Dazu schließen Sie ruhig die Augen!

Wie fühlt sich Ihr Stand an, Ihr Großzehenballen, Kleinzehenballen, die Ferse ... die Knie sind leicht gebeugt ... der Bauchnabel sanft nach innen gezogen ... das Brustbein gehoben ... unter den Achselhöhlen etwas Luft spüren ... die Schultern sind entspannt.

Wenn Sie möchten, legen Sie den Teilnehmern einen TOPANGA® (3 kg) auf den Schultergürtel. So bekommen die Rumpfmuskeln die Information, aktiv zu werden, der Rumpf richtet sich automatisch auf.

Koordination, Schulung der Gleichgewichtsfähigkeit

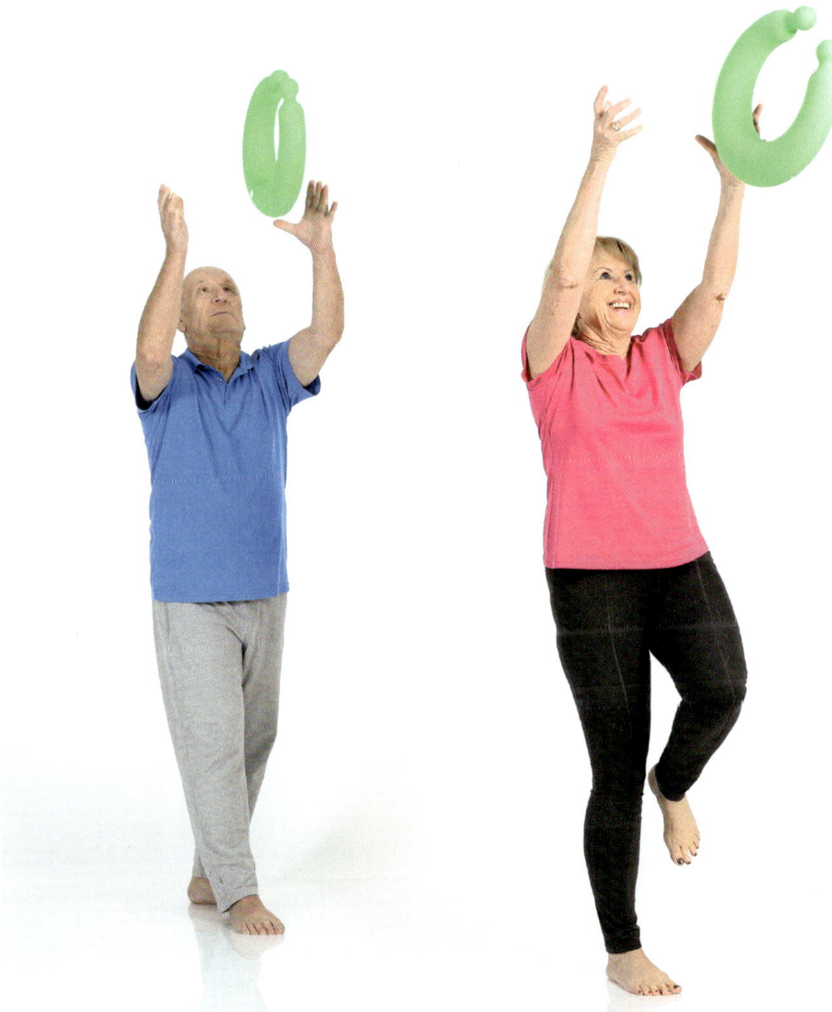

Im Einbeinstand oder in der engen Schrittstellung den TOPANGA® (oder ein anderes „weiches" Gewicht) von der einen in die andere Hand werfen.

Den Bauchnabel sanft nach innen ziehen!

Das Brustbein anheben!

Kräftigung der oberen Rückenmuskulatur

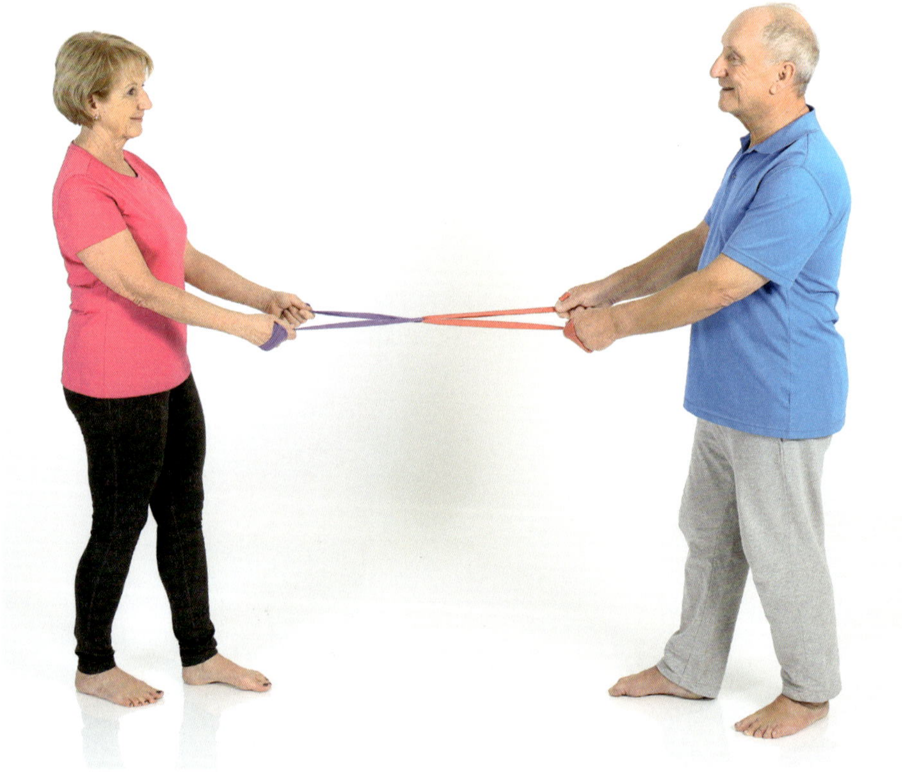

Stabile Schrittstellung. Die Powerbänder mit dem Partner überkreuzen. Das Powerband mit gestreckten Armen fassen. Eine leichte Spannung aufbauen. Die Handflächen zeigen zueinander. Nun die Handflächen nach hinten drehen und die Arme am Körper vorbeiziehen. Dann wieder lösen.

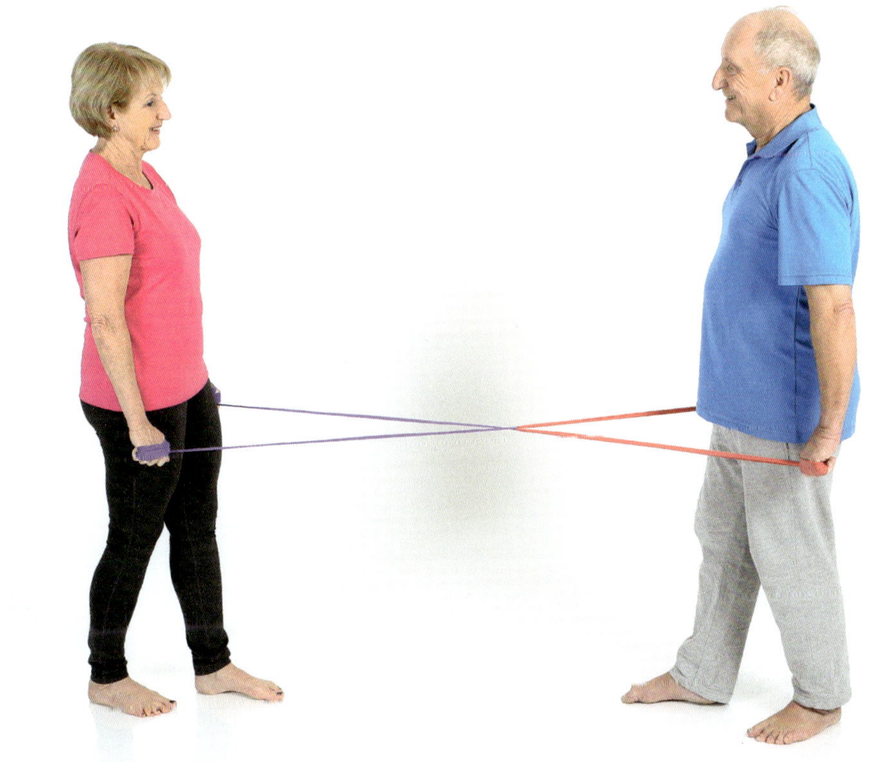

Immer Spannung auf dem Powerband halten! Das Brustbein anheben!

Kräftigung der oberen Rückenmuskulatur

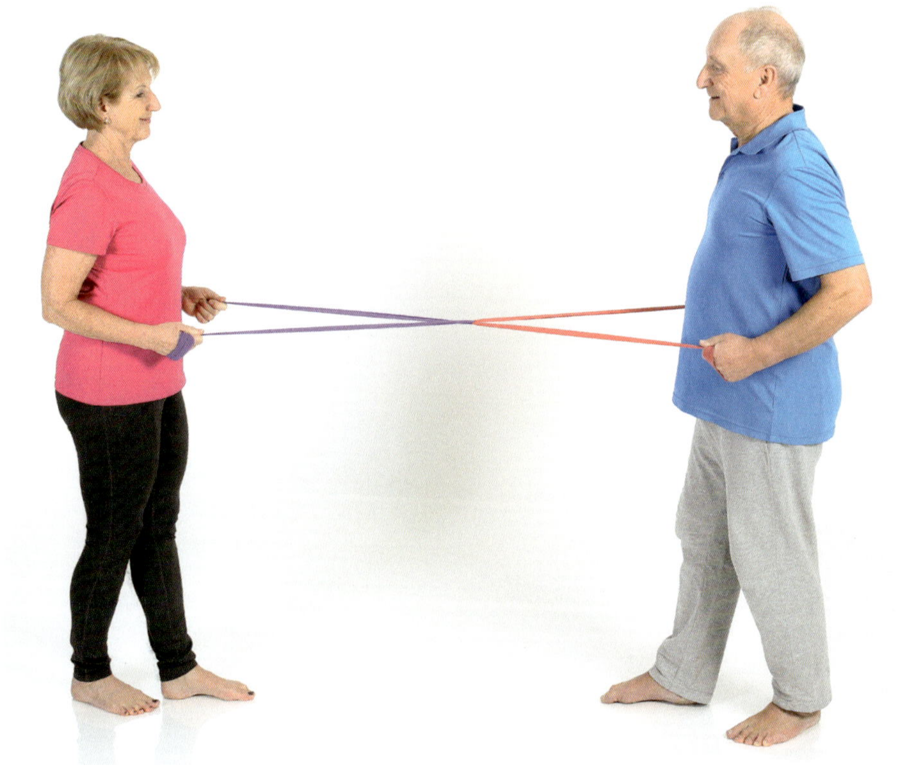

Stabile Schrittstellung. „Rudern“. Die Powerbänder mit dem Partner überkreuzen. Das Powerband mit gestreckten Armen fassen. Eine leichte Spannung aufbauen. Die Handflächen zeigen zueinander. Nun mit den Ellbogen am Körper vorbeiziehen. Dann wieder lösen.

Immer Spannung auf dem Powerband halten!

Das Brustbein anheben!

Die Schulterblätter nach hinten unten ziehen!

Kräftigung der Schultermuskulatur

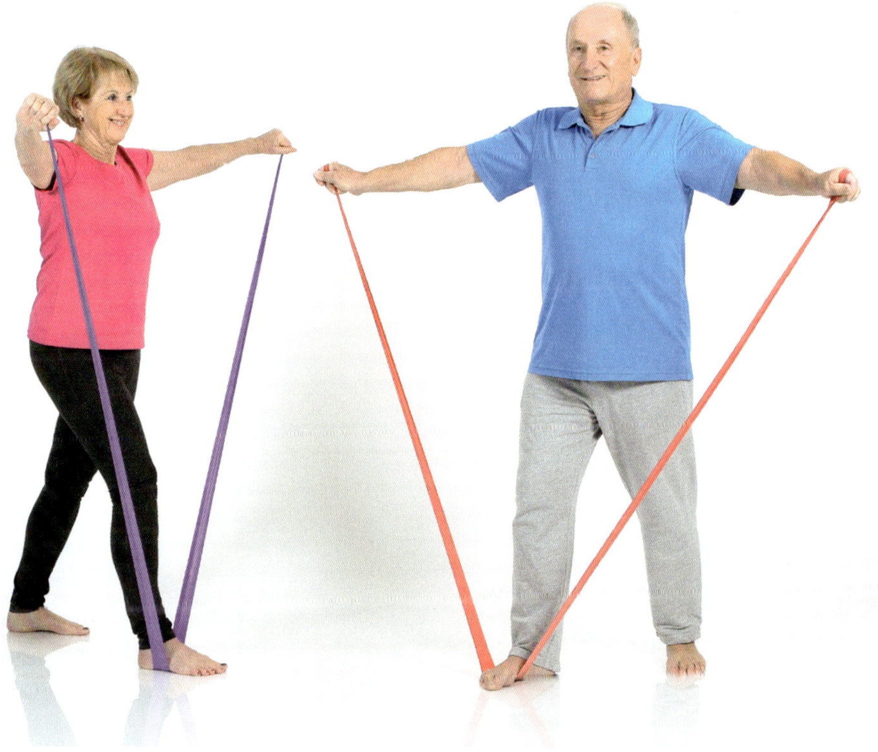

Schrittstellung. Sich mit dem vorderen Fuß auf das Powerband stellen. Um jede Hand ein Ende des Bandes wickeln. Nun die Arme zur Seite anheben. „Stellen Sie sich vor, Sie umarmen einen riesigen Ball." Dann die Arme wieder senken, jedoch immer eine leichte Spannung auf dem Powerband halten.

Das Brustbein anheben!

Die Schultern bleiben weit nach hinten unten gezogen!

Kräftigung der Abduktoren

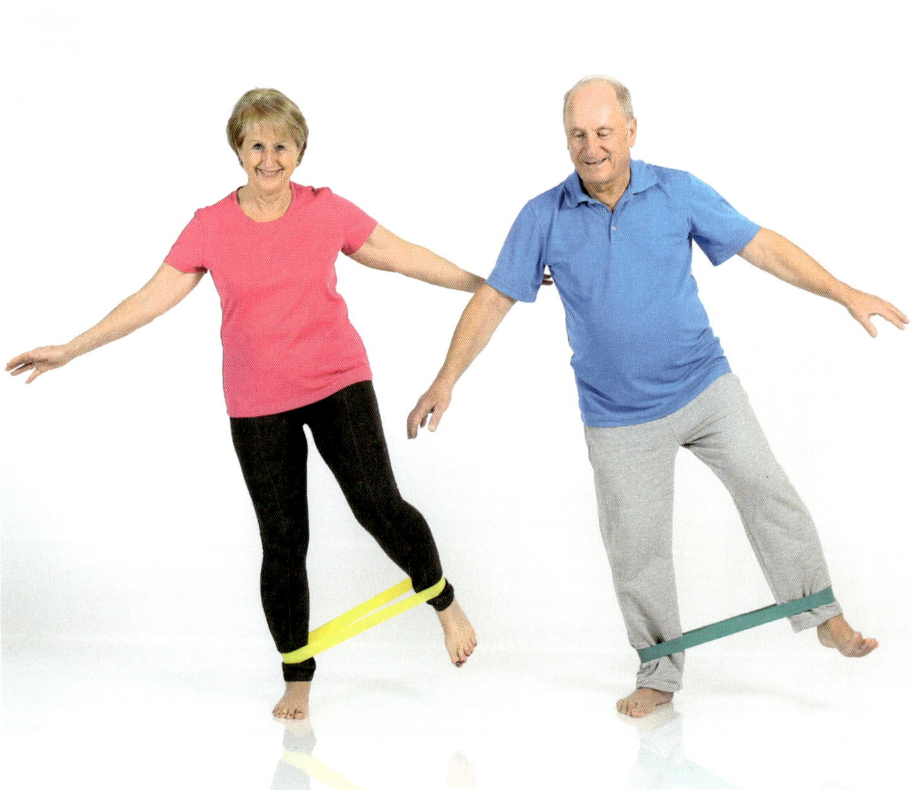

Mit beiden Füßen in ein Powerloop steigen. Sich auf ein Bein stellen. Das andere Bein zur Seite anheben und wieder senken.

Die Spannung auf dem Loop behalten!

Das Brustbein anheben!

Das Standknie ist leicht gebeugt!

Das Becken bleibt stabil!

Kräftigung der Oberschenkel- und der Gesäßmuskulatur

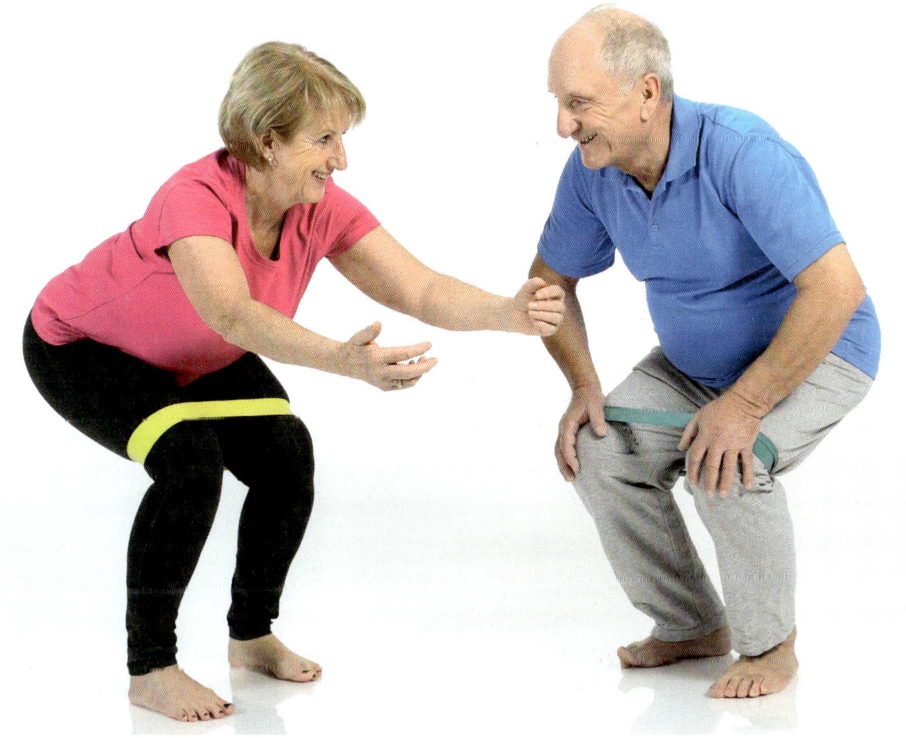

Hüftbreiter Stand. Das Powerloop um die Oberschenkel ziehen. Die Knie leicht auseinanderziehen, bis das Loop leicht gespannt ist. Nun das Gesäß weit nach hinten unten absetzen und wieder aufstehen. Die Fußspitzen leicht abheben.

Als Steigerung die Hände nach vorne in Brustbeinhöhe ausstrecken.

Der Rücken bleibt gerade!

Kräftigung der Oberschenkel- und Gesäßmuskulatur

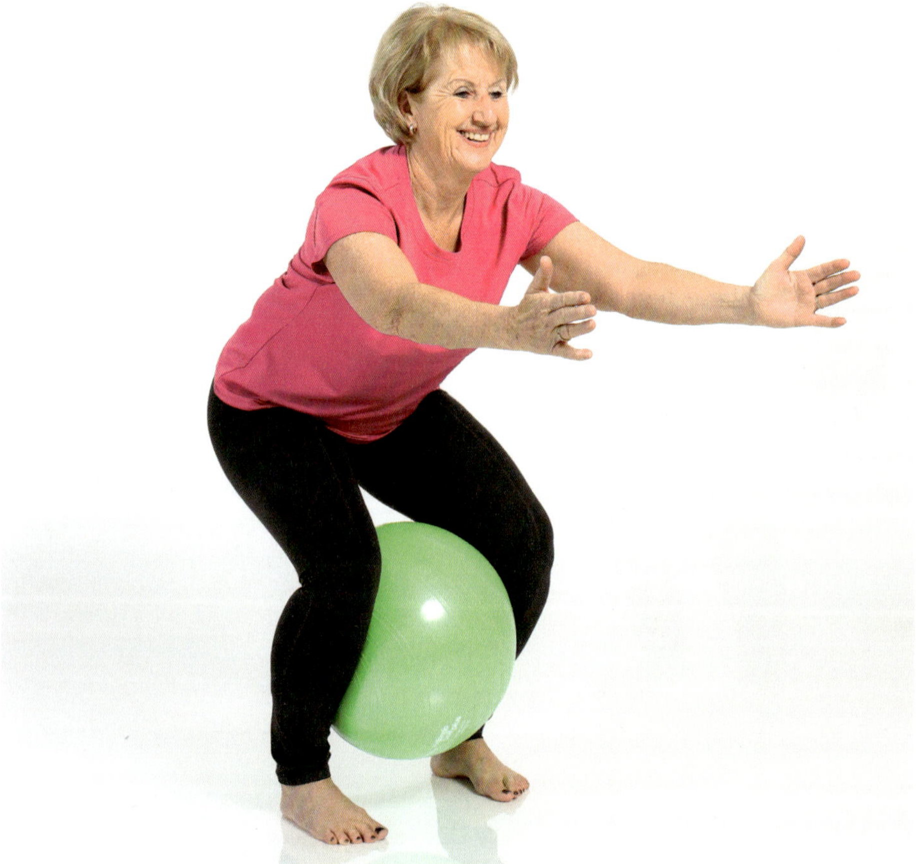

Hüftbreiter Stand

Den Redondo®Ball Plus zwischen die Unterschenkel klemmen. Die Knie befinden sich senkrecht über den Fersen. Nun das Gesäß weit nach hinten unten in Richtung Fersen absetzen und sich wieder aufrichten.

Der Rücken bleibt gerade!

Schulung der Gleichgewichtsfähigkeit, Aktivierung der Beckenbodenmuskulatur

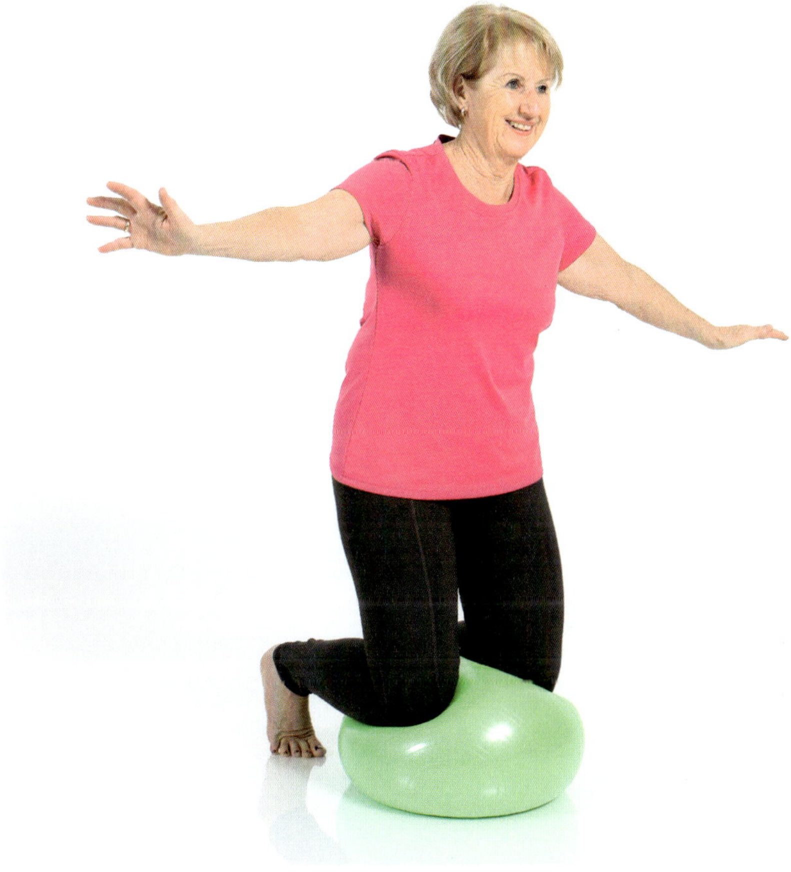

Sich mit beiden Knien auf den Redondo®Ball Plus knien. Die Knie sind leicht geöffnet, die Oberschenkel etwas zueinanderziehen. Die Balance halten. Als Steigerung die Fußspitzen vom Boden lösen.

Das Brustbein anheben!

Den Bauchnabel sanft nach innen ziehen!

Kräftigung der Rumpfmuskulatur, Schulung der Gleichgewichtsfähigkeit

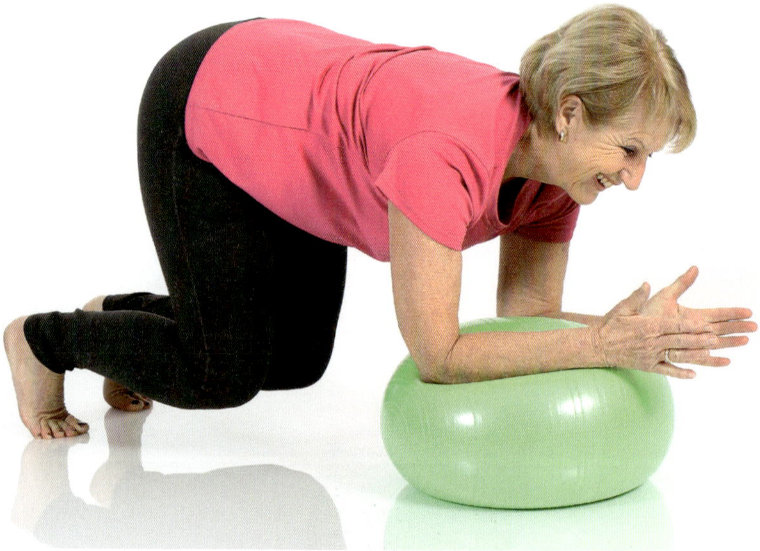

Vierfüßlerstand. Mit beiden Ellbogen auf den Redondo®Ball Plus stützen. Die Knie befinden sich unterhalb der Hüftgelenke, die Ellbogen unterhalb der Schultergelenke. Nun die Knie leicht vom Boden abheben. Diese Position halten.

Der Rücken bleibt gerade!

Den Bauchnabel sanft nach innen oben ziehen!

Kräftigung der Oberschenkelrückseite und der Gesäßmuskulatur

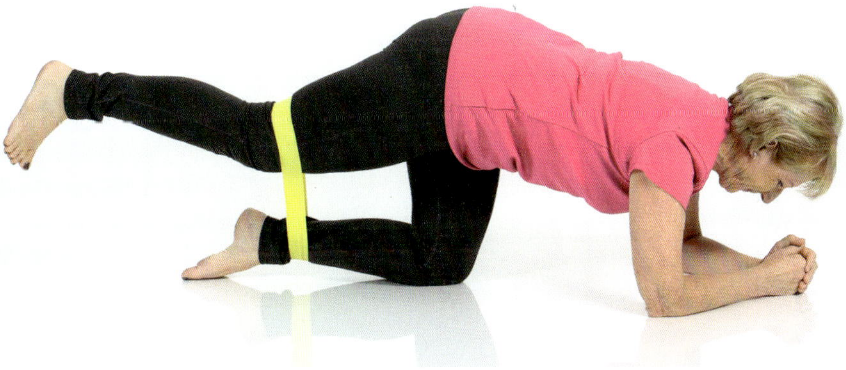

Vierfüßlerstand. Das Powerloop um den Oberschenkel des abgehobenen Beins und den Unterschenkel des aufgestellten Beins legen. Nun das gestreckte Bein in kleinen Bewegungen in Richtung Decke heben und senken. Der Rücken bleibt gerade!

Das Loop immer unter Spannung halten!

Den Bauchnabel sanft nach innen oben ziehen!

Der Kopf ist in Verlängerung der Wirbelsäule!

Kräftigung der Gesäßmuskulatur

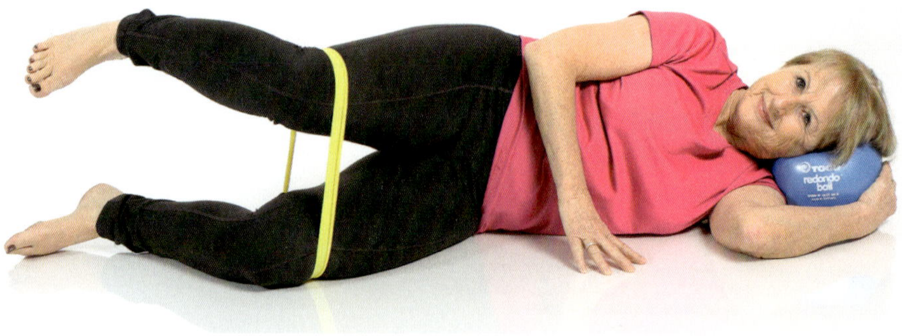

Seitlage mit angezogenen Beinen. Das Powerloop um die Oberschenkel legen. Nun das obere Bein in kleinen Bewegungen in Richtung Decke heben und senken. Wenn nötig, den Kopf entspannt auf einem Redondo®Ball ablegen.

Das Loop immer unter Spannung halten!

Der Oberkörper bleibt ruhig!

Kräftigung der Schulterrotatoren

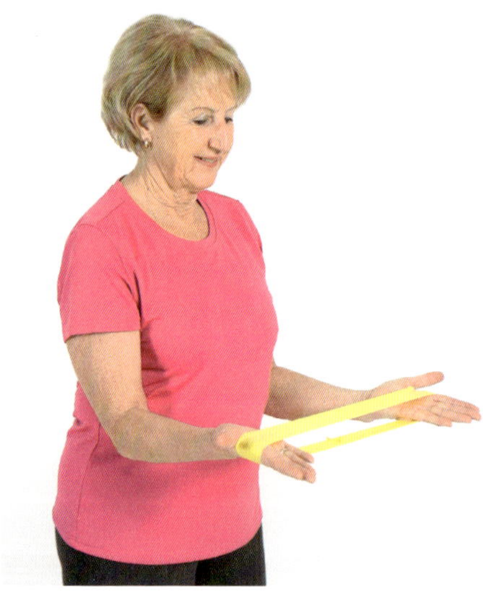

Aufrechter Stand. Mit beiden Händen in das Loop schlüpfen. Die Handflächen zeigen in Richtung Decke. Nun kleine Bewegungen mit den Daumen nach außen ausführen.

Die Schulterblätter nach hinten und unten ziehen!

Den Bauchnabel sanft nach innen ziehen!

Kräftigung der Gesäß- und Oberschenkelmuskulatur

Tiefe Hocke. Den TOPANGA® von weit unten nach weit oben anheben. Der Blick folgt dem TOPANGA®.

Der Rücken bleibt gerade!

Das Körpergewicht nach hinten in Richtung Fersen absetzen!

Beim Anheben die Schultern entspannt halten!

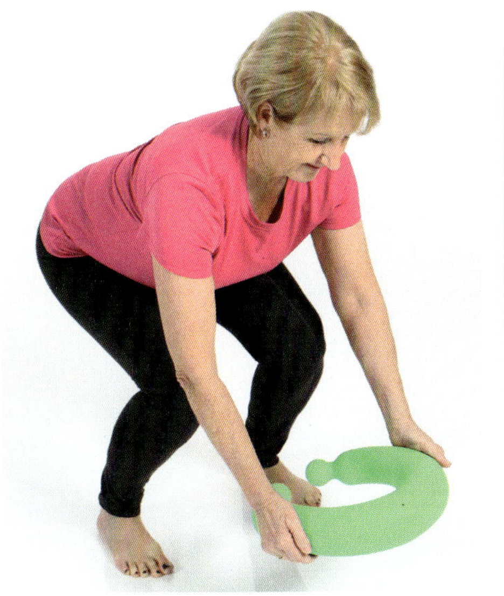

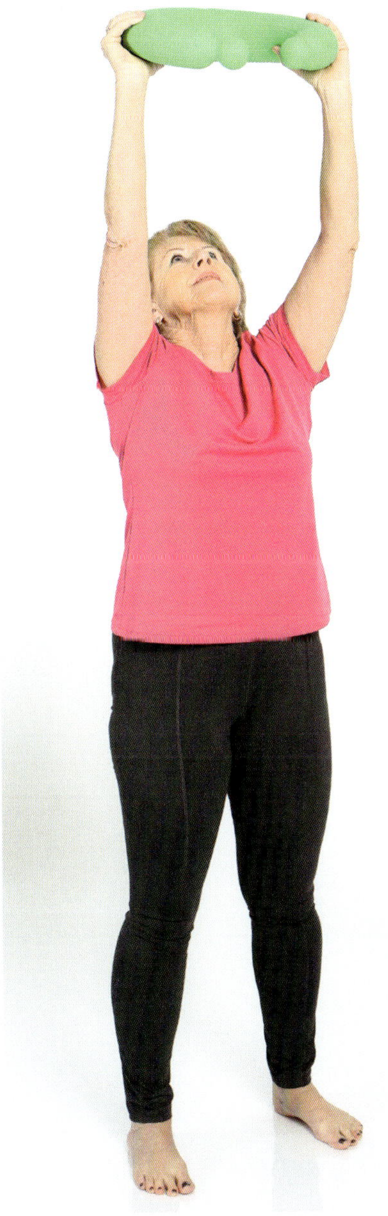

Kräftigung der Gesäß-, der Schultermuskulatur, Schulung der Gleichgewichtsfähigkeit

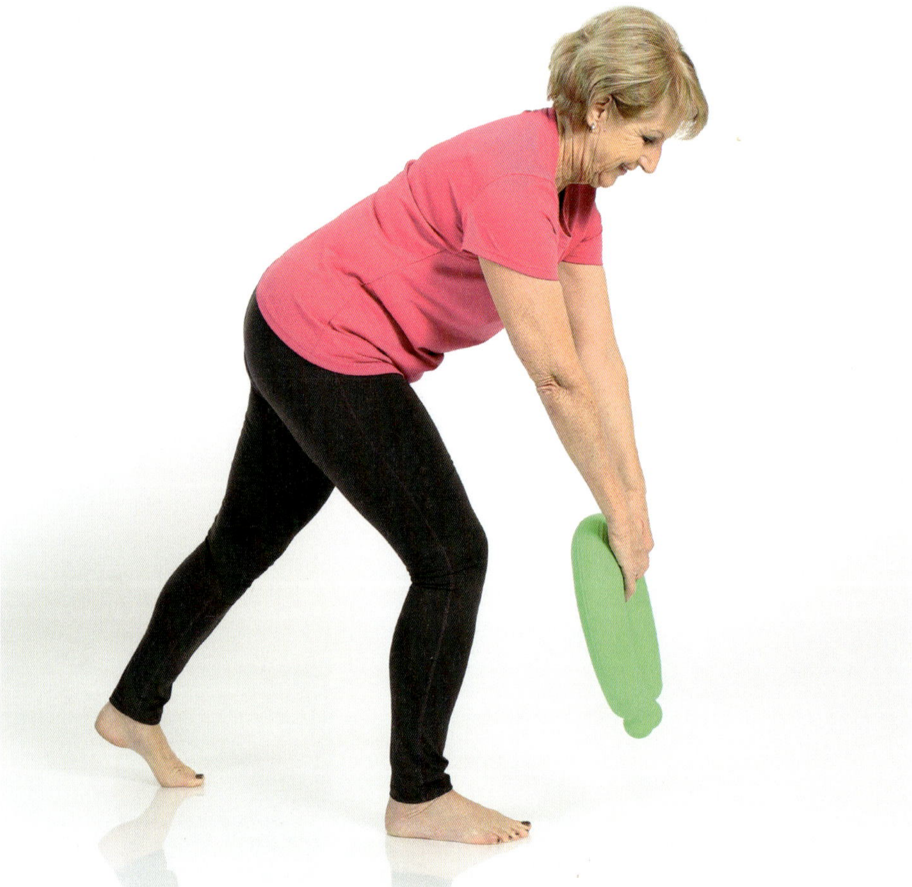

Einbeinstand. Den TOPANGA® mit beiden Händen fassen und in Brustbeinhöhe anheben. Die Schultern nach hinten unten ziehen. Nun das Spielbein weit nach hinten bewegen und auf dem Boden auftippen. Dabei den TOPANGA® in Richtung Boden absetzen.

Der Rücken bleibt gerade!

Das Standknie bleibt immer leicht gebeugt!

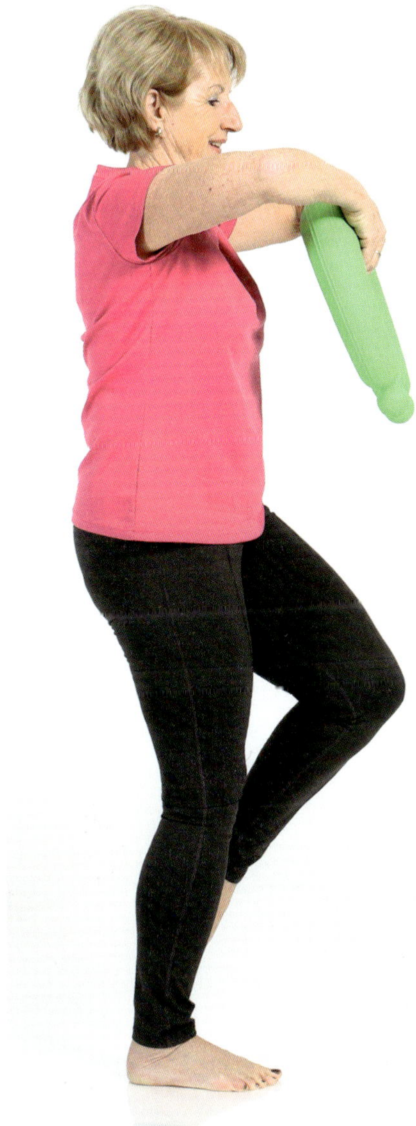

5.5 KLEINE FITMACHER IM ALLTAG

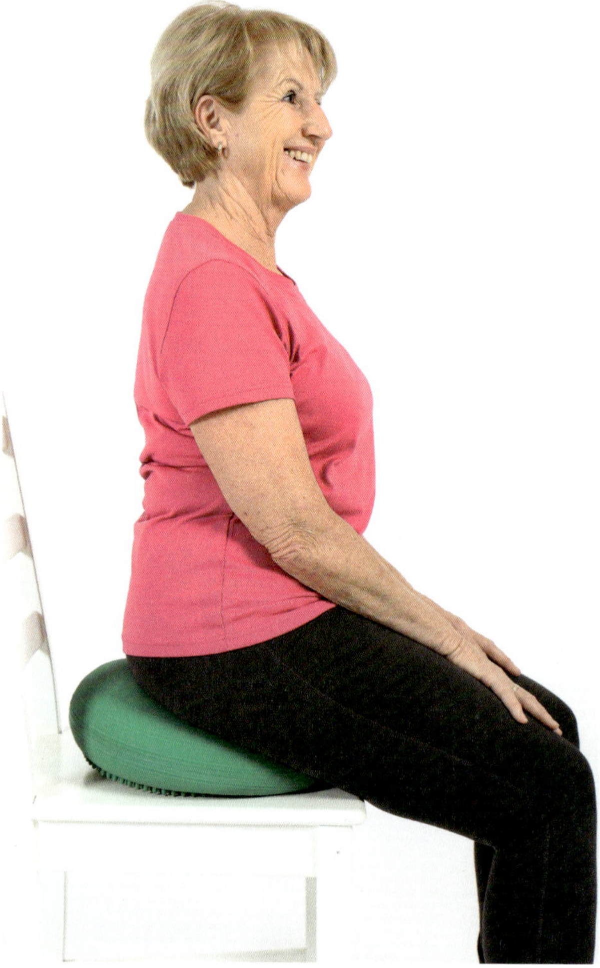

„Keine Zeit für Sport"? Wenn Sie diesen Satz auch schon öfters gehört haben, dann überzeugen Sie Ihre Teilnehmer davon, Bewegung in ihren Alltag zu integrieren. Täglich ein paar Mal 2-5 Minuten für Bewegung reservieren, das hält jung, fit und mobil!

Nutzen Sie die Kursstunde, um Ihren Teilnehmern bei jedem Training einen kleinen Bewegungs-TIPP für den Alltag mit nach Hause zu geben.

In diesem Kapitel möchte ich Ihnen einige Anregungen für solche TIPPS geben. Lassen Sie sich inspirieren und vervollständigen Sie diese Übungsliste mit eigenen Ideen!

Durchblutung der Rücken- und Bauchmuskulatur, Mobilisation der Schultergelenke und des Schultergürtels. Dehnung der Faszien

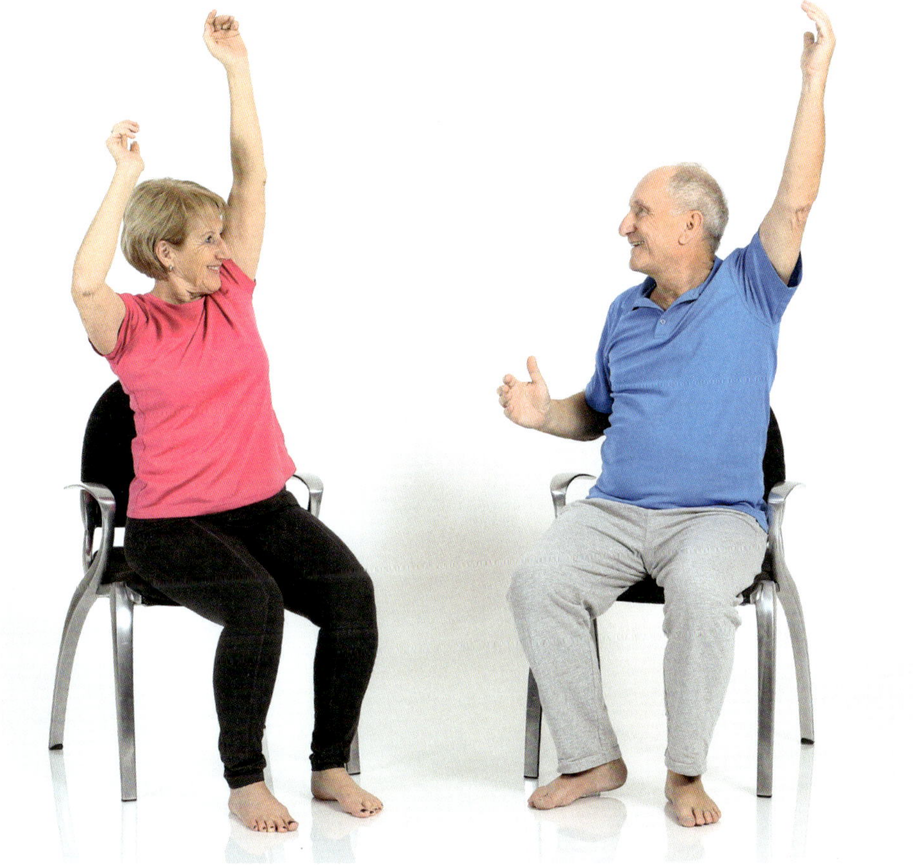

Strecken und Räkeln. Im Wechsel den rechten und linken Arm in Richtung Decke strecken.

An Winkelvariationen der Hände denken!

Kräftigung der tiefen Rumpfmuskulatur, Durchblutung der Rumpfmuskulatur, Balance

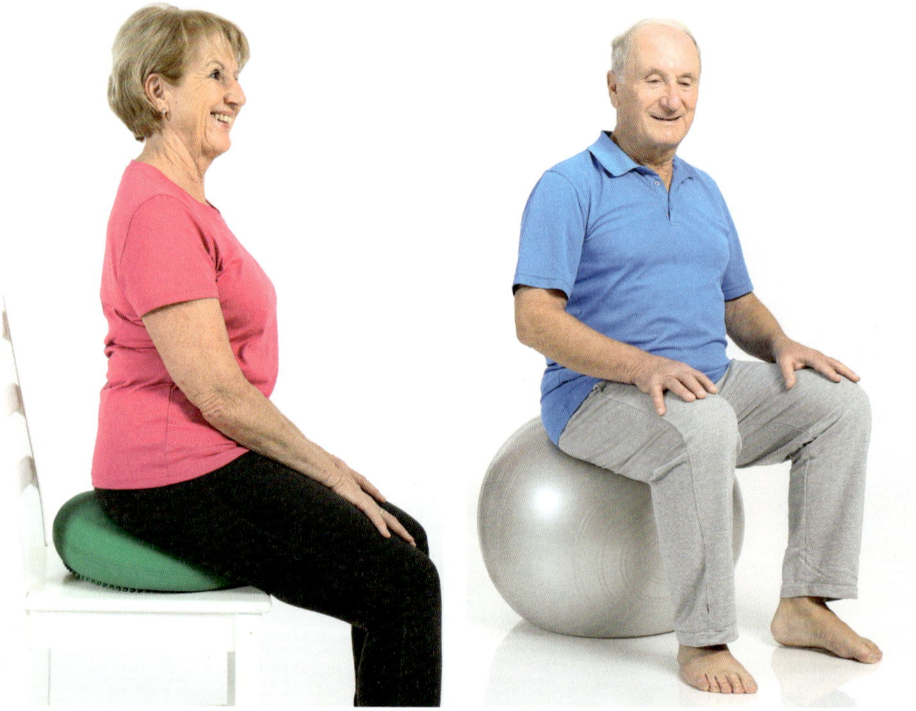

Bewegtes Sitzen. Auf einem Ballkissen oder einem großen Gymnastikball sitzen.

Aktivierung der Venenpumpe, der Wadenmuskulatur

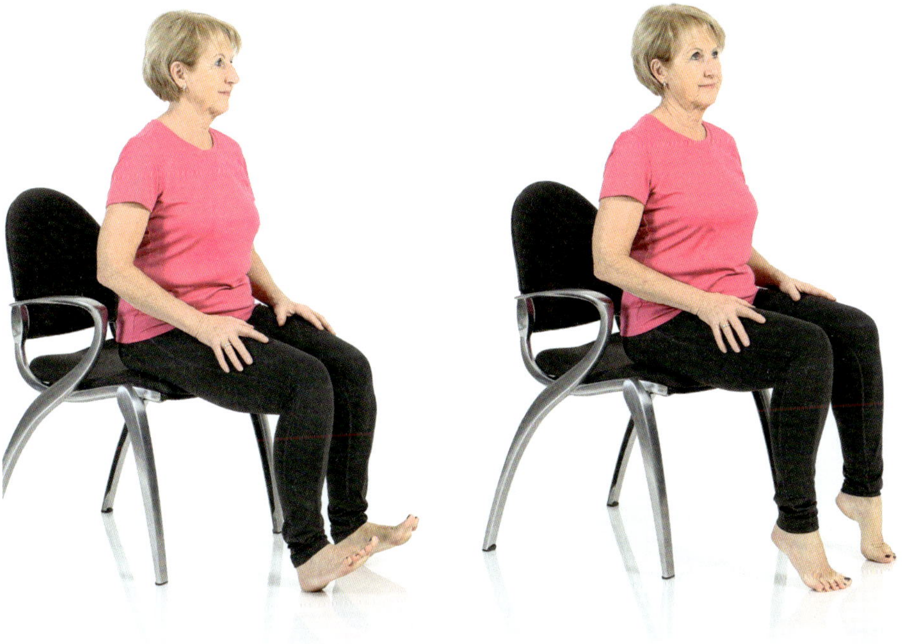

Venenglück. Aufrecht sitzen und gleichzeitig beide Fersen, dann beide Fußspitzen vom Boden abheben. Diese Bewegung 20-30 x rhythmisch wiederholen.

Unterstützt den Rückfluss des Blutes in den Körperkreislauf, Kräftigung der Oberschenkelvorderseite

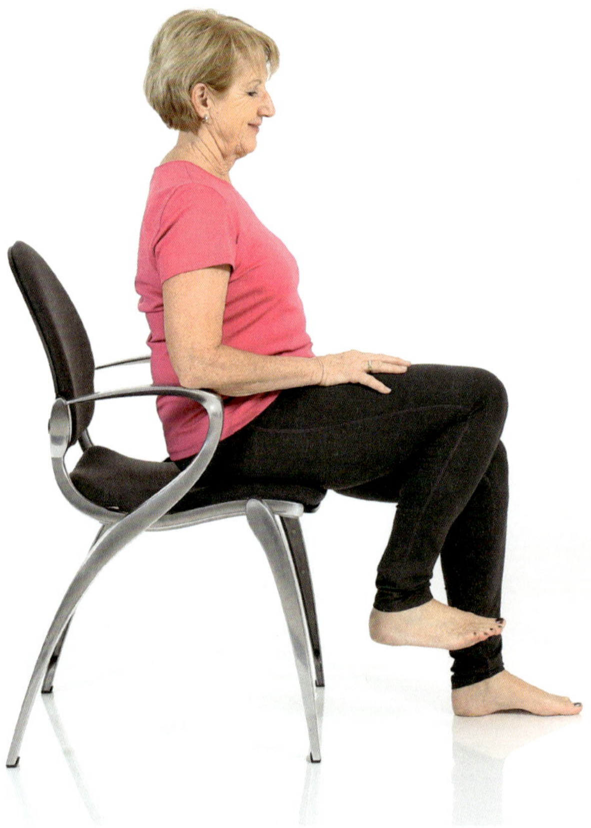

Fersenschub. Aufrecht sitzen und im Wechsel das rechte und linke Bein anheben und die Ferse nach vorne schieben. 10-15 x mit jedem Bein wiederholen.

Das Brustbein anheben!

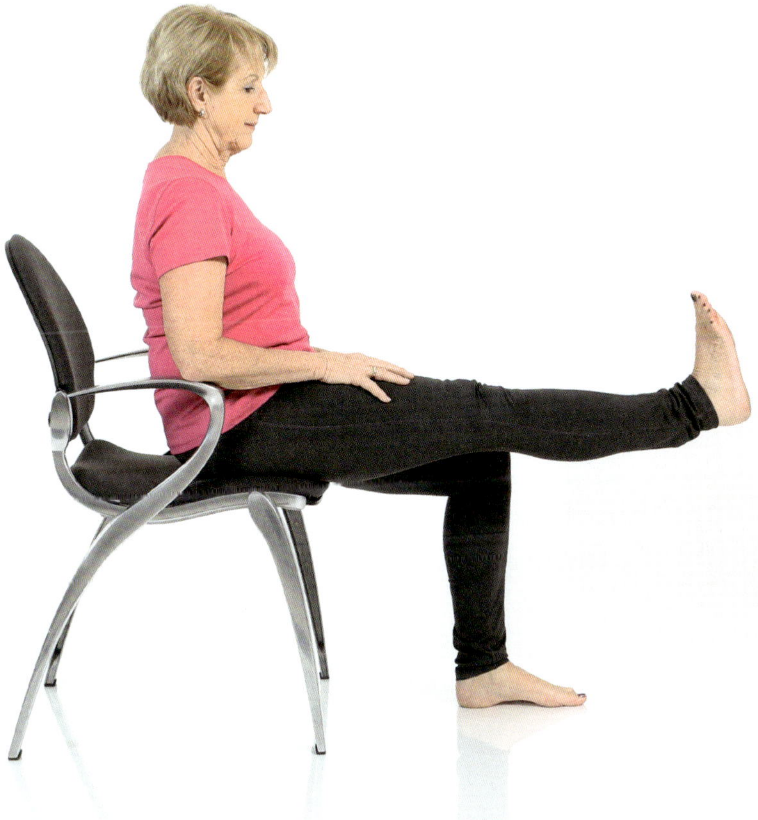

Kräftigung des Beckenbodens, der inneren Oberschenkelmuskulatur

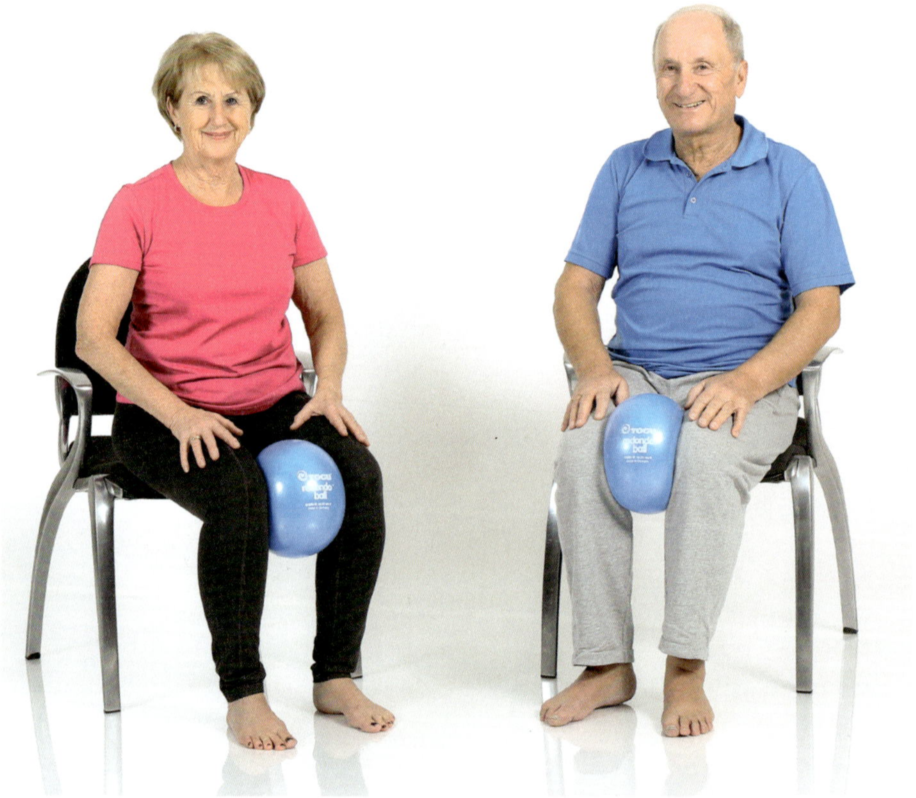

Beinpresse. Aufrecht sitzen. Einen kleinen Ball oder ein Kissen zwischen die Knie klemmen. Nun einige Atemzüge lang die Knie zusammendrücken, dann wieder lösen. 2-3 x wiederholen.

Das Brustbein heben!

Kräftigung der Brustmuskulatur

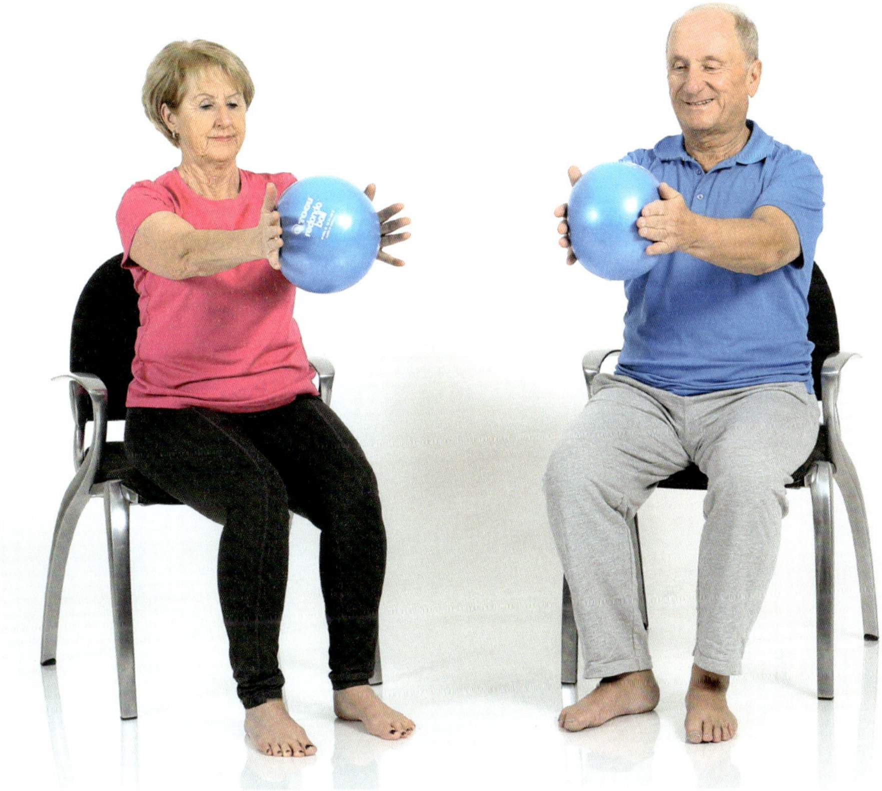

Armpresse. Aufrecht sitzen. Einen kleinen Ball in beide Hände nehmen. In Brustbeinhöhe mit den Handballen halten und kleine, schnelle Druckbewegungen ausführen. 20-30 x wiederholen. Pause, dann noch einmal.

Die Schultern weit nach hinten unten ziehen!

Die Fingerspitzen vom Ball lösen, nur mit den Handballen drücken!

Anregen der Rezeptoren in den Handflächen, Kräftigung der Fingermuskulatur

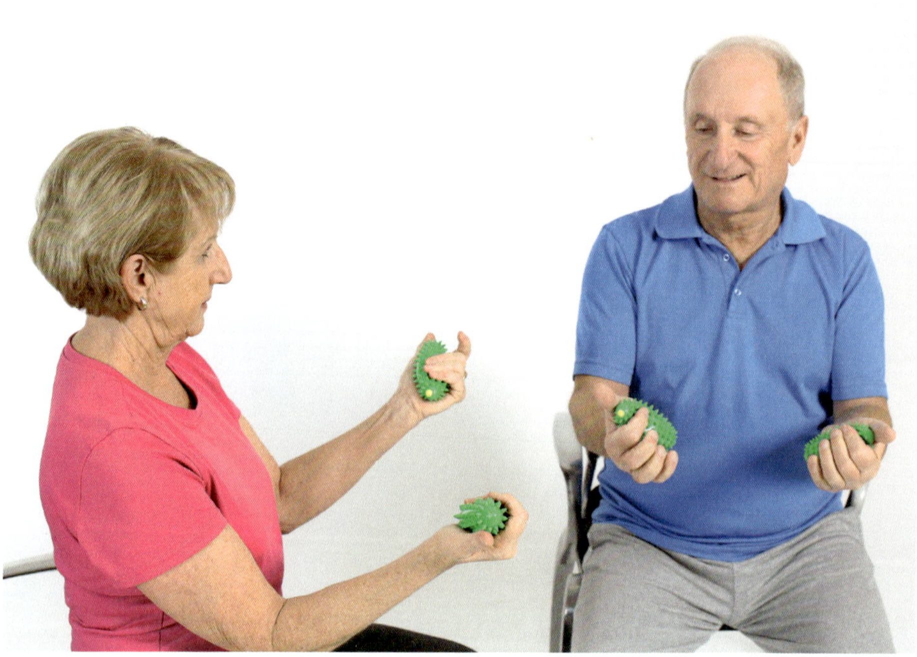

Kneten. In jede Hand ein Brasil® nehmen und mit allen Fingern kneten.

Mit dem Alter nimmt das Gefühl in den Händen ab! Das Halten der Brasil®s in den Händen empfinden viele ältere Menschen als sehr angenehm, da sie merken, wie nach dem Kneten das Gefühl in die Handflächen wieder zurückkommt.

Kräftigung der tiefen Rumpfmuskulatur

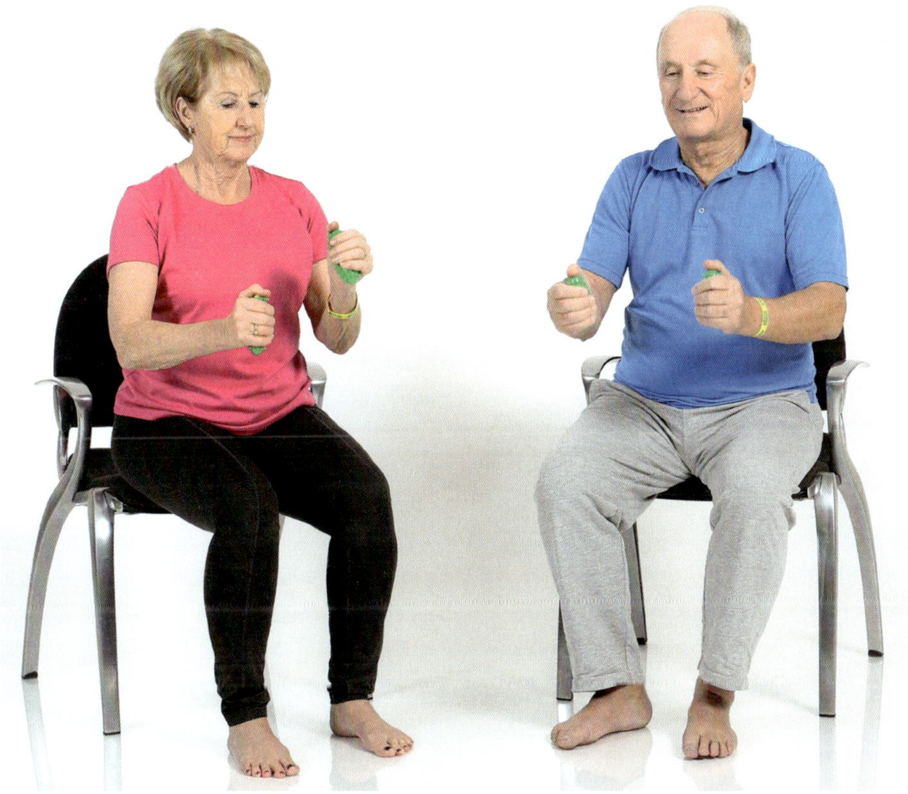

Shake, Shake. Aufrecht sitzen. In jede Hand ein Brasil® nehmen und schütteln.

Das Brustbein heben!

Die Handgelenke stabilisieren!

Mobilisation der Schultergelenke, des Schultergürtels

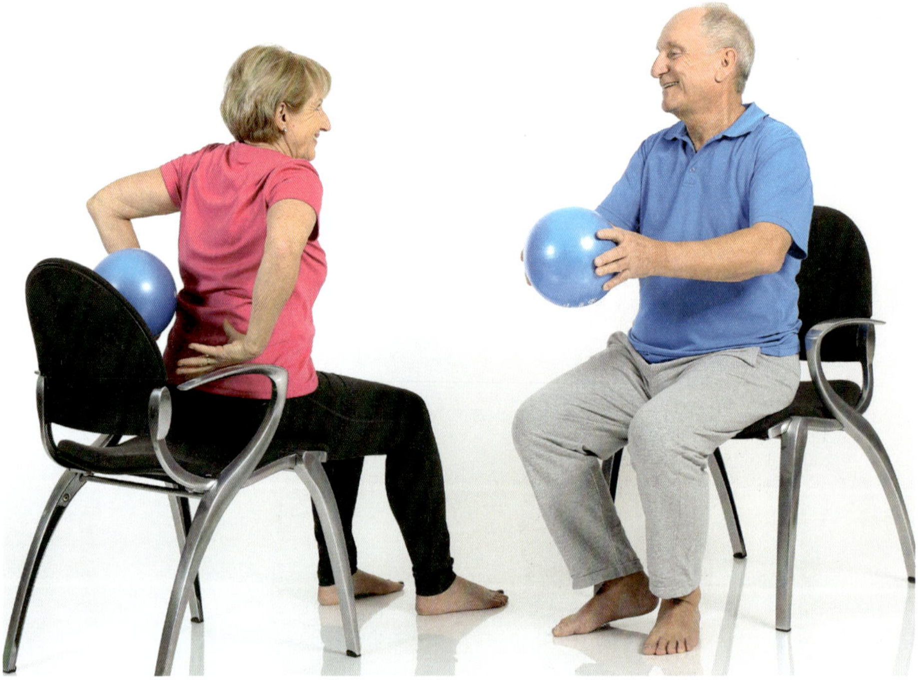

Rundrum. Aufrecht sitzen. Einen kleinen Ball um den Körper herumgeben.

Denken Sie an den Richtungswechsel!

Kräftigung der Venenpumpe, der Wadenmuskulatur

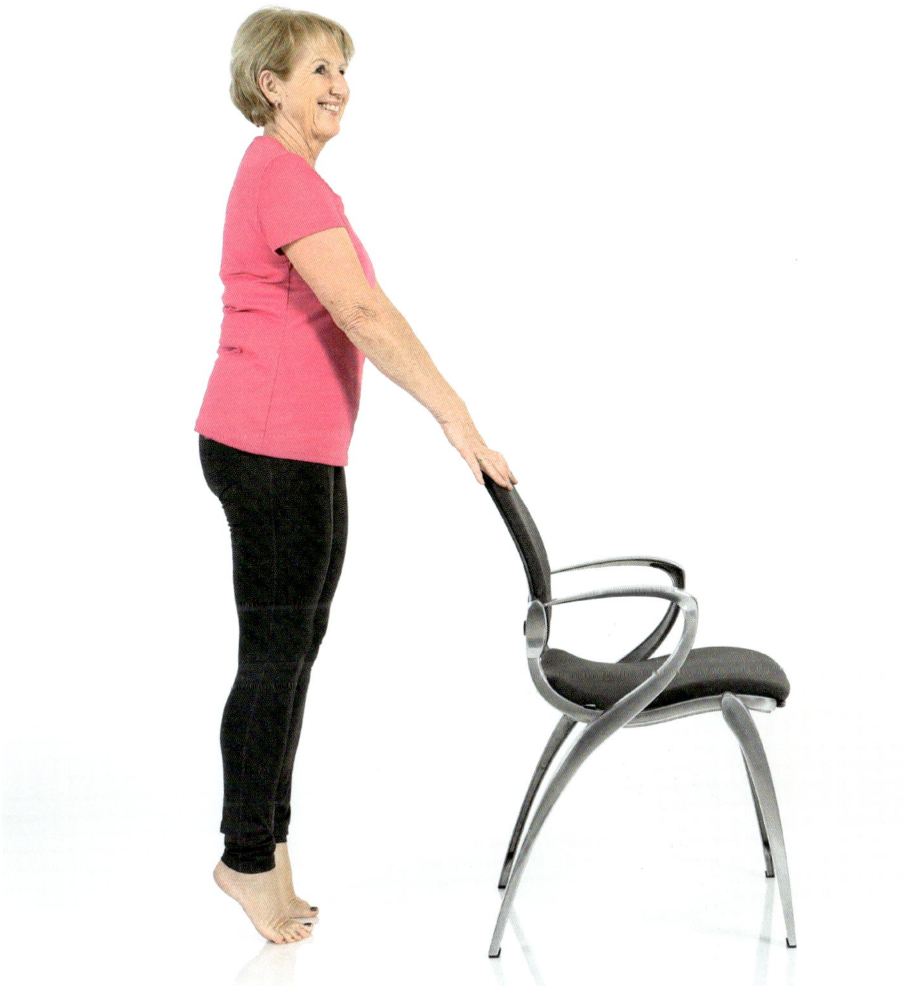

Zehenstand. Im Stand die Fersen vom Boden abheben und wieder senken.

Die Knie schließen und strecken!

Das Brustbein heben!

Schulung der Gleichgewichtsfähigkeit

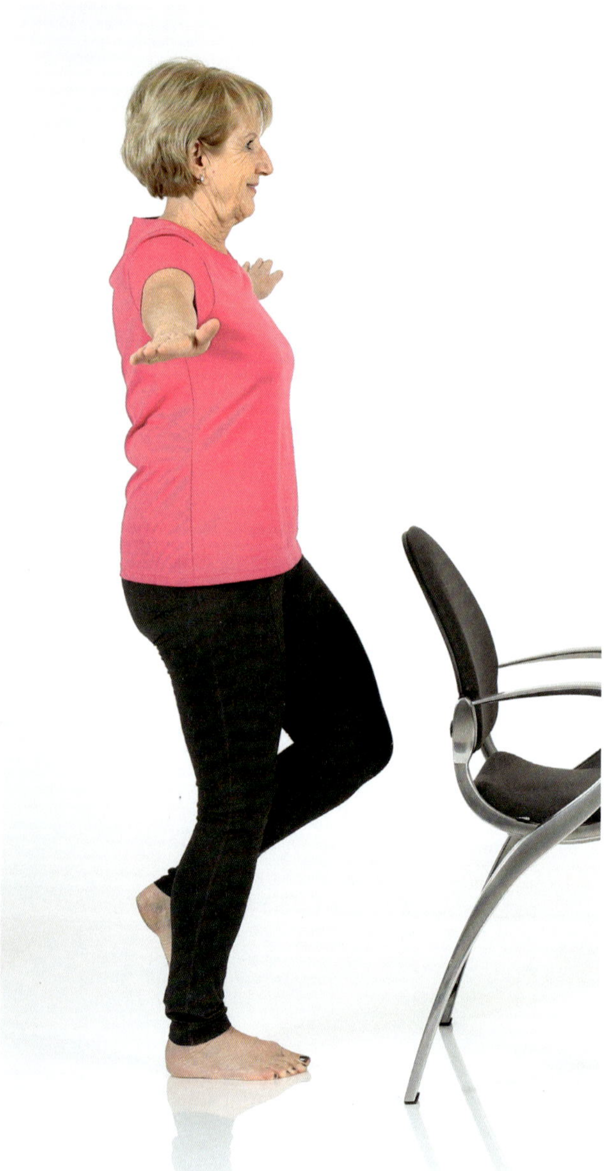

Einbeinstand. Zum Beispiel beim Zähneputzen oder beim Warten im Supermarkt auf einem Bein stehen.

Seitenwechsel!

Dehnung der Brustmuskulatur

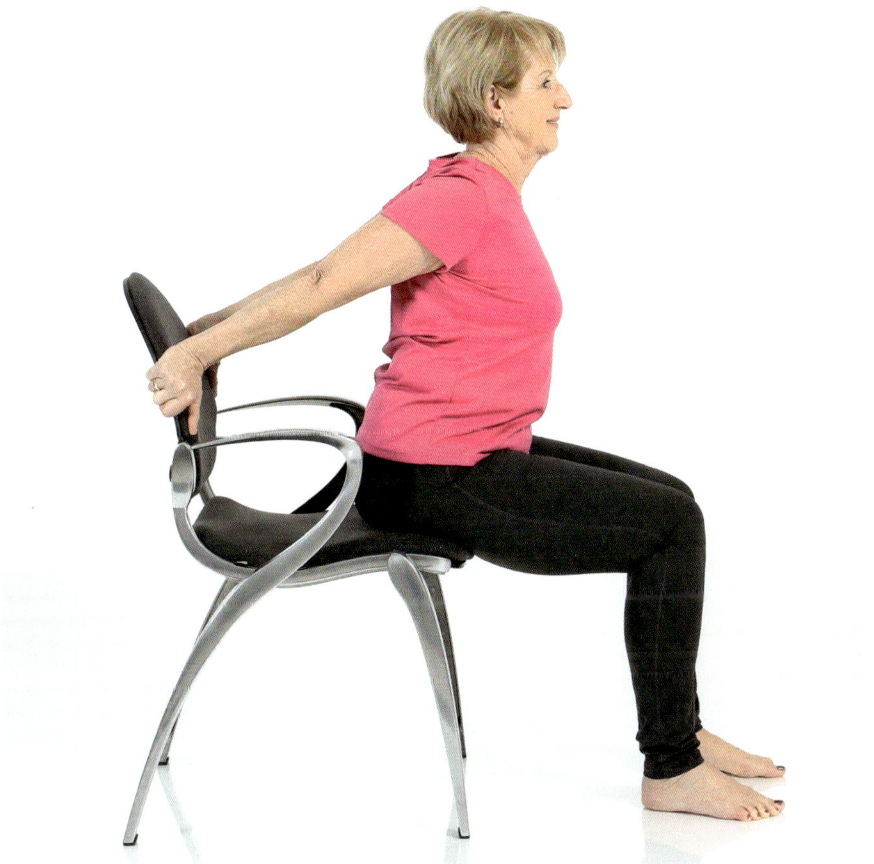

Brustöffner. Im Sitzen am vorderen Rand des Stuhls mit beiden Händen die Lehne hinterfassen und das Brustbein nach vorne schieben.

Die Schultern tief nach hinten unten setzen!

Geben Sie Anregungen, wie man sich mal ganz anders im Alltag fit halten kann, zum Beispiel mit Gummihüpfen.

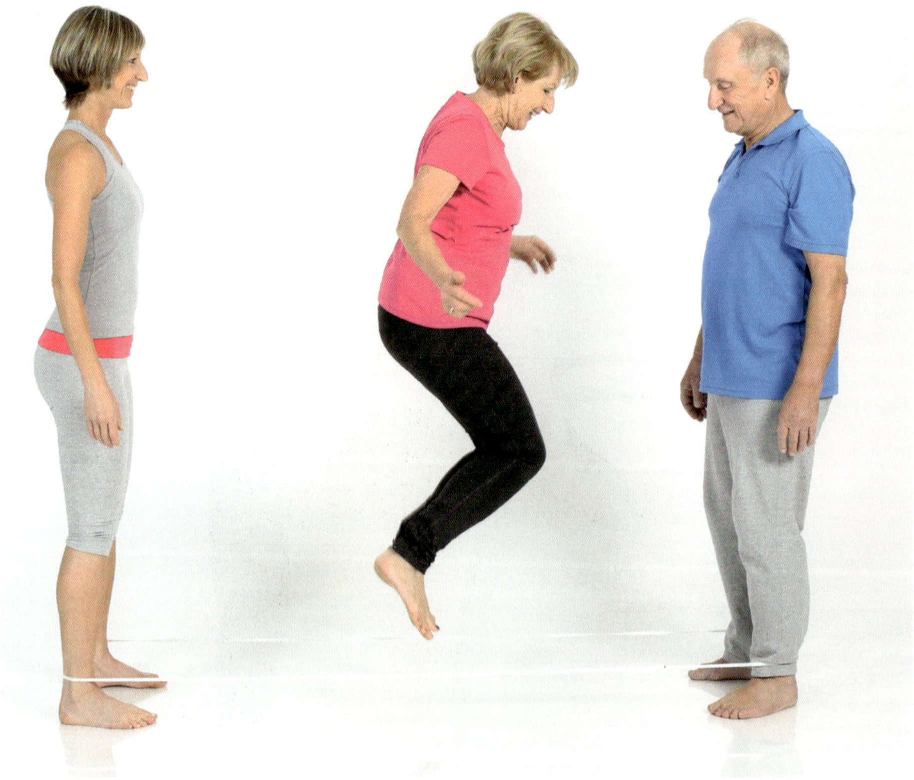

Die Enkel Ihrer Teilnehmer werden es Ihnen danken!

5.6 BRAINFITNESS

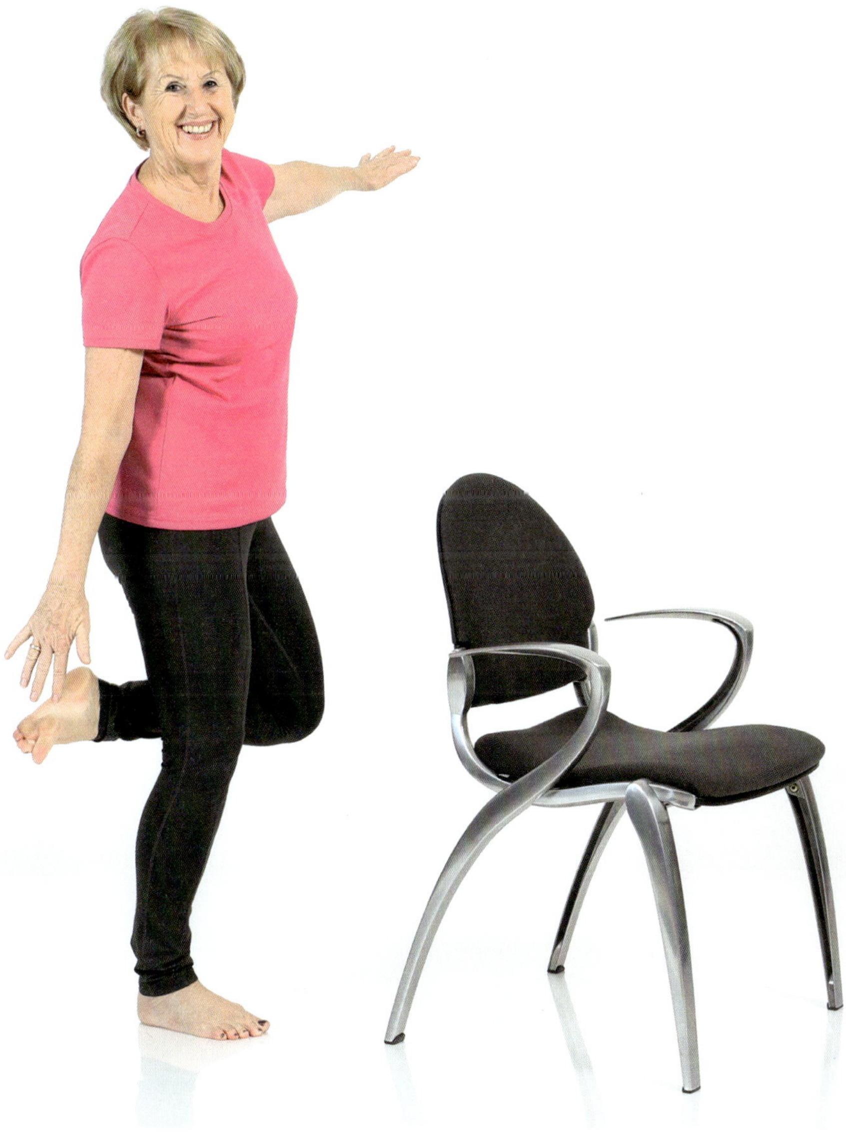

Brainfitness sind einfache und lustige Übungen für Gehirn und Körper, die Ihre Teilnehmer bewegen und darüber hinaus deren geistige Leistungs-, Lern- und Konzentrationsfähigkeit verbessern. Die Gehirngymnastik aktiviert und koordiniert beide Gehirnhälften, erhöht die Stresstoleranz, bringt mehr Energie und Spaß an der Bewegung und fördert das Wohlbefinden. Durch spezielle Bewegungen werden die ausgeschütteten Stresshormone wieder abgebaut und Glückshormone ausgeschüttet!

Verbessert werden außerdem das Kurzzeitgedächtnis, die Denk- und Merkfähigkeit und unsere kreativen Fähigkeiten.

Unser Gehirn lernt durch Abwechslung, nicht durch Wiederholung!

Schaffen Ihre Teilnehmer eine Koordinationsübung ca. 8 x, dann erschweren Sie den Übungsablauf mit neuen Reizen. So bilden sich neue Vernetzungen zwischen den Gehirnzellen. Je mehr Vernetzungen wir bilden, umso leistungsfähiger werden wir.

Einige Beispielübungen für ein Brainfitnessprogramm

Fingerübungen

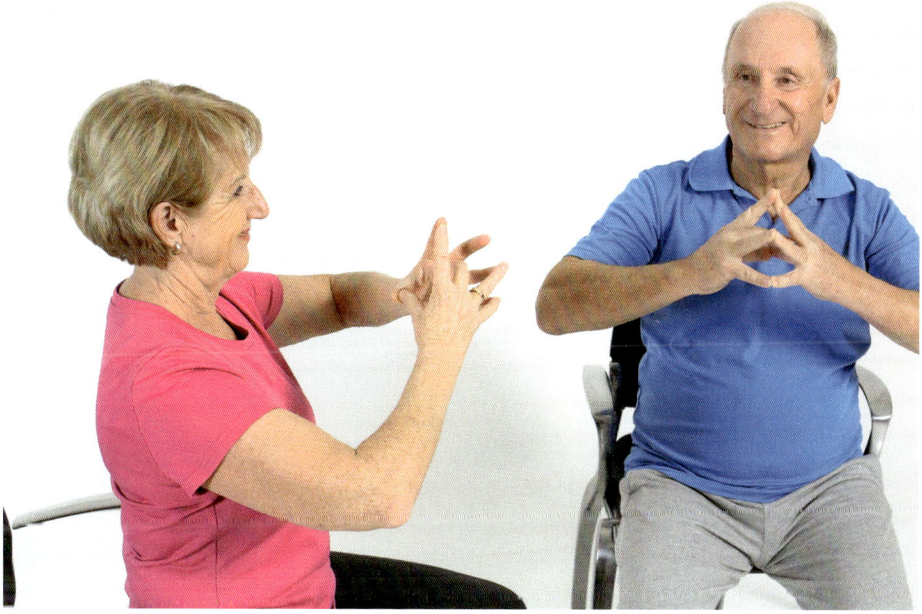

Die Fingerspitzen berühren sich. Nun nacheinander die Finger umeinander kreisen. Zuerst die Daumen, dann die Zeigefinger, die Mittelfinger, die Ringfinger und die kleinen Finger. Nun in die andere Richtung kreisen.

Durch die Fingerbewegungen können bereits Durchblutungssteigerungen in regionalen Gehirnabschnitten gemessen werden.

Diagonalbewegungen

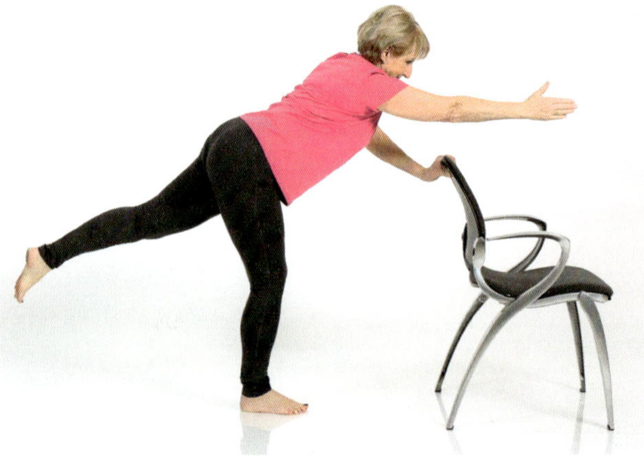

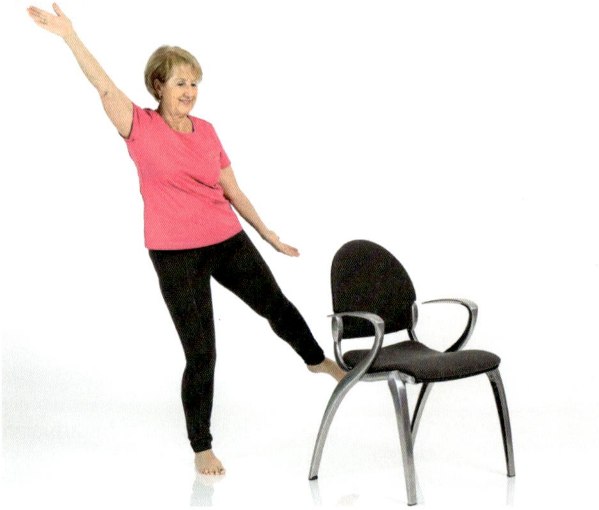

Einen Arm und das gegenüberliegende Bein heben und senken.

Durch die gleichzeitige Diagonalbewegung regen Sie beide Gehirnhälften an. Die Nervenbahnen der Gehirnhälften führen in die jeweils gegenüberliegende Körperseite. Das Gehirn, Aufmerksamkeit und Konzentration wird gefordert, die Koordination der rechten und linken Körperseite durch das Miteinbeziehen beider Gehirnhälften wird verbessert.

Über-Kreuz-Bewegungen

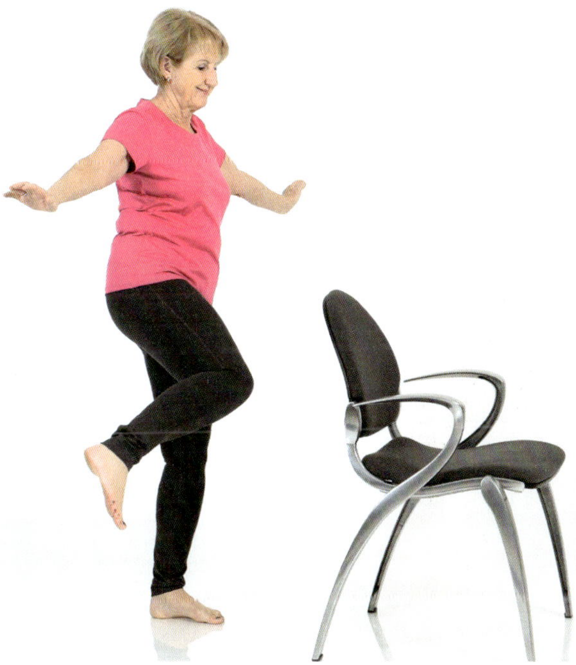

- Einbeinstand. Mit dem Spielbein eine große Acht zeichnen. Dabei das Knie über dem anderen Bein kreuzen.
- Auf labilem Untergrund stehen. Mit einer Hand eine große Acht zeichnen. Dabei den Arm vor dem Körper kreuzen. Als Steigerung mit dem Blick die Hand verfolgen.

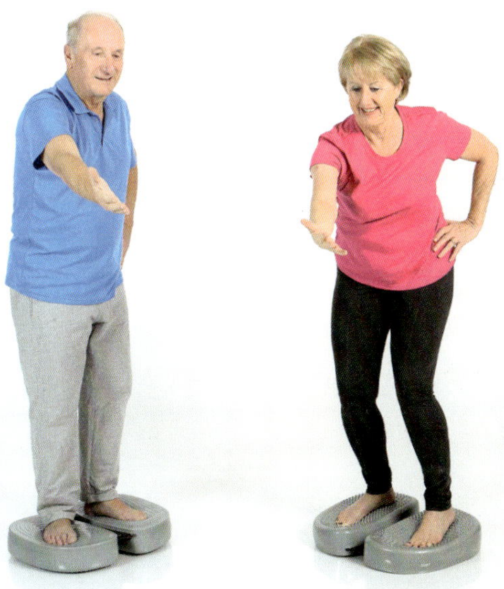

Diese Bewegungen verstärken die Verbindung zwischen der linken und rechten Gehirnhälfte und schulen unsere Sinnesfähigkeiten.

Hand- und Fußkoordination

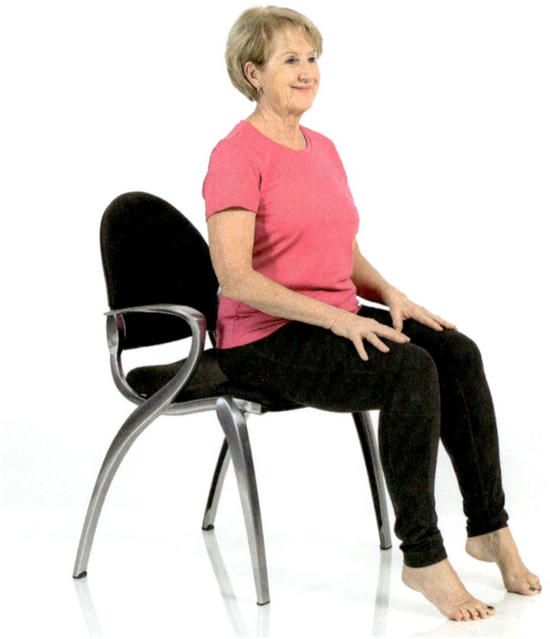

Aufrechter Sitz. Beide Fersen einige Male rhythmisch heben und senken, gleichzeitig mit parallelen Armen auf die Oberschenkel klatschen. Nun die Fußspitzen anheben und die Arme überkreuzt auf die Oberschenkel klatschen. Dann wieder die Fersen heben, dann wieder die Fußspitzen. Beim nächsten Kreuzen der Arme jetzt die andere Hand nach oben nehmen.

Diese Übung löst Denkblockaden, stärkt die Verbindung zwischen der rechten bzw. linken Hälfte des Groß- und Kleinhirns.

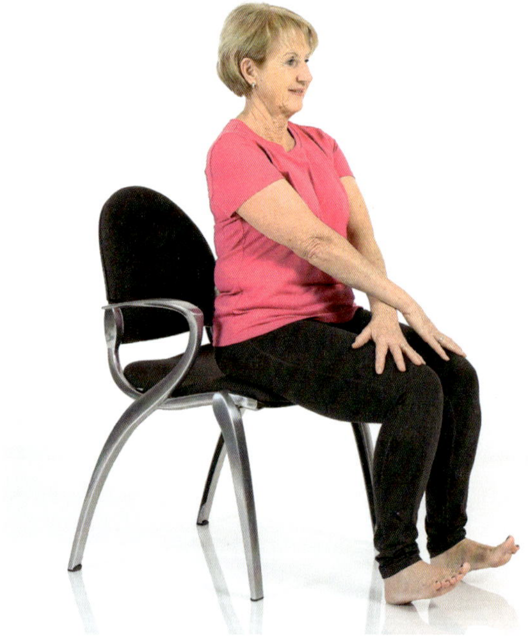

Arm- und Beinkoordination

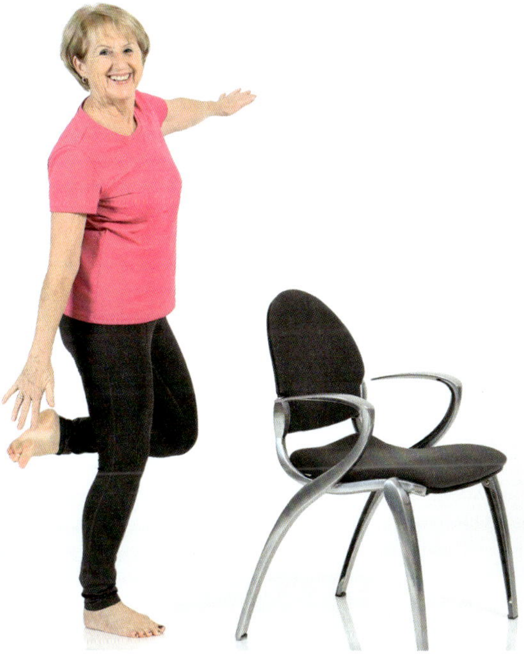

Sie heben abwechselnd die rechte und linke Ferse nach hinten an. Dabei berühren Sie mit der gegenüberliegenden Hand den Fuß hinter dem Körper. Dann das rechte und linke Knie im Wechsel nach vorne anheben und gleichzeitig mit dem gegenüberliegenden Ellbogen das Knie berühren. Einige Male die Fersen, dann die Knie anheben im fließenden Wechsel.

Diese Bewegungen verstärken die Verbindung zwischen der linken und rechten Gehirnhälfte.

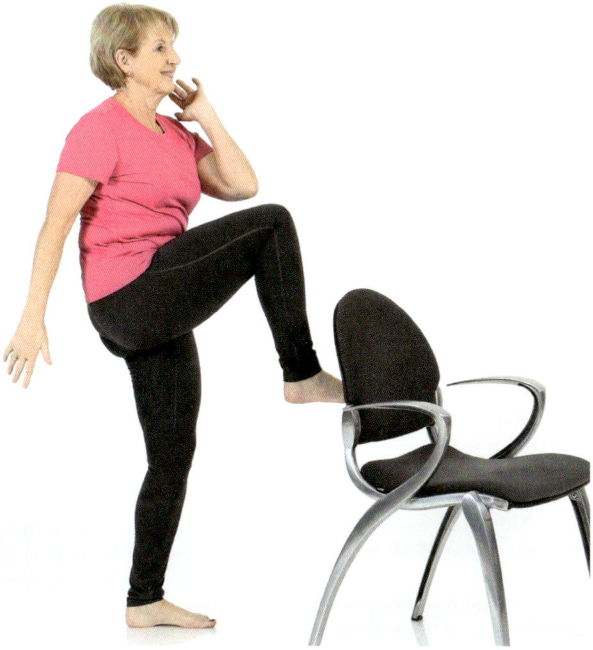

5.7 FUNKTIONELLES ZIRKELTRAINING

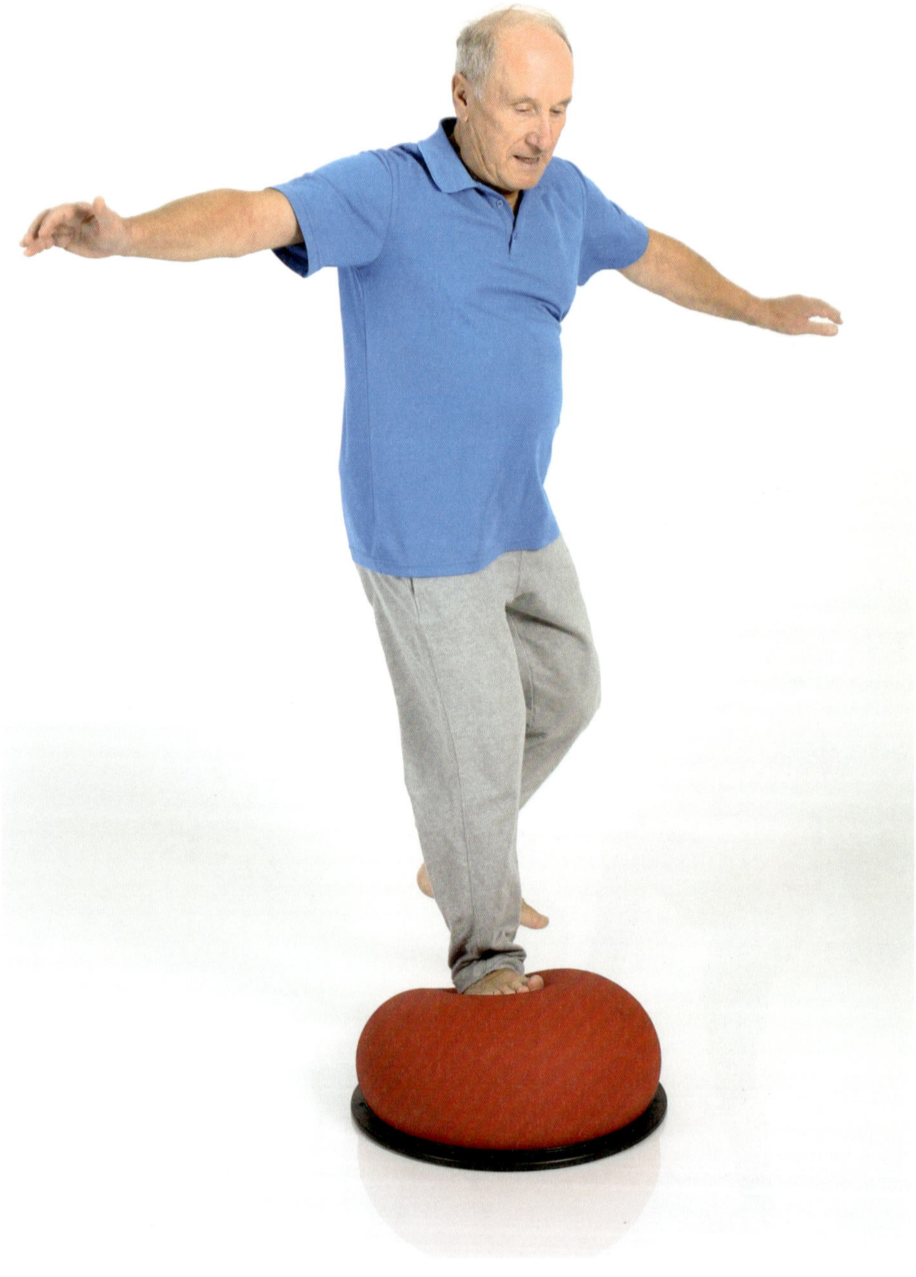

Zirkeltraining ist jedem sicherlich bekannt aus dem Schulsport. Im ersten Moment denkt man an Langbänke, Medizinbälle, Weichbodenmatten oder Springseile.

Heute hat sich die Form des Zirkeltrainings stark verändert. Durch neues Wissen und damit auch neue Trainingsanreize hat sich das Zirkeltraining wieder in Kursstunden etabliert.

Funktionales Trainieren heißt, mit dem Training einen Sinn, einen Zweck zu verfolgen. Das „älteste" funktionale Training war doch die Skigymastik von früher, oder? Wer hat nicht vor dem Fernseher TELEGYM verfolgt und ist in der Abfahrtshocke im Wohnzimmer die Streif gefahren?

Den Körper mit Bewegungen aus einer Sportart auf die jeweilige Anforderung vorbereiten, oder Menschen mit Bewegungen aus dem Alltag auf ihr Leben vorzubereiten. Das macht Sinn!

Inhalt der Übungen ist: Den eigenen Körper und/oder Gegenstände bewegen, halten und kontrollieren.

Dabei wird nicht nur die oberflächliche Muskulatur gekräftigt, sondern auch die tiefen Schichten, die maßgeblich daran beteiligt sind, unseren Körper aufrecht zu halten, zu stabilisieren und zu formen.

Vorteile des funktionellen Zirkeltrainings:

- Es ist abwechslungsreich.
- Es ist für alle Altersgruppen und Geschlechter geeignet.
- Es trainiert die Koordination, Ausdauer, Kraft, Beweglichkeit.
- Es fördert soziale Kontakte.
- Es ist zeitsparend.
- Es macht Spaß.
- Spezielle Bewegungsmuster werden geübt, gelernt und durch Wiederholung verinnerlicht. Dafür ein Beispiel: Haben Sie schon einmal einen Kirschkuchen gegessen und auf einen Kirschkern gebissen? Stellen Sie sich jetzt vor, wie Sie den nächsten Bissen des Kuchens kauen ... vorsichtig, oder? Der Körper lernt durch Erfahrung!

- Ein Vorteil ist auch, dass nicht die volle Anzahl an Geräten angeschafft werden muss. So kann der Trainer die Kursstunde sehr abwechslungsreich gestalten und die Teilnehmer werden durch viele verschiedene Geräte herausgefordert und motiviert.

In jedem Zirkel sollten Übungen für

- Brust,
- Bauch,
- oberer und unterer Rücken,
- Gesäß,
- Beine und
- Arme

enthalten sein.

Außerdem sollte der Zirkel auch die Gleichgewichtsfähigkeit trainieren.

Die einzelnen Kursphasen sind:

1. Begrüßung, 1-2 Minuten
2. Mobilisation, 5 Minuten
3. Aufwärmung, 10-15 Minuten
4. FT-Zirkeltraining, 30-60 Minuten
5. Lockerung/Dehnung, 10 Minuten

Der Zirkel wird 2-4 x wiederholt. Je nach Fitnesslevel wird jede Station 45 Sekunden/60 Sekunden oder 75 Sekunden ausgeführt. Die Pausenzeit beträgt dementsprechend 45 Sekunden/30 Sekunden oder 15 Sekunden.

Zwischen den einzelnen Durchgängen mindestens zwei Minuten Pause einplanen.

Station 1

Kräftigung der Beinmuskulatur, Stabilisierung der Sprunggelenke

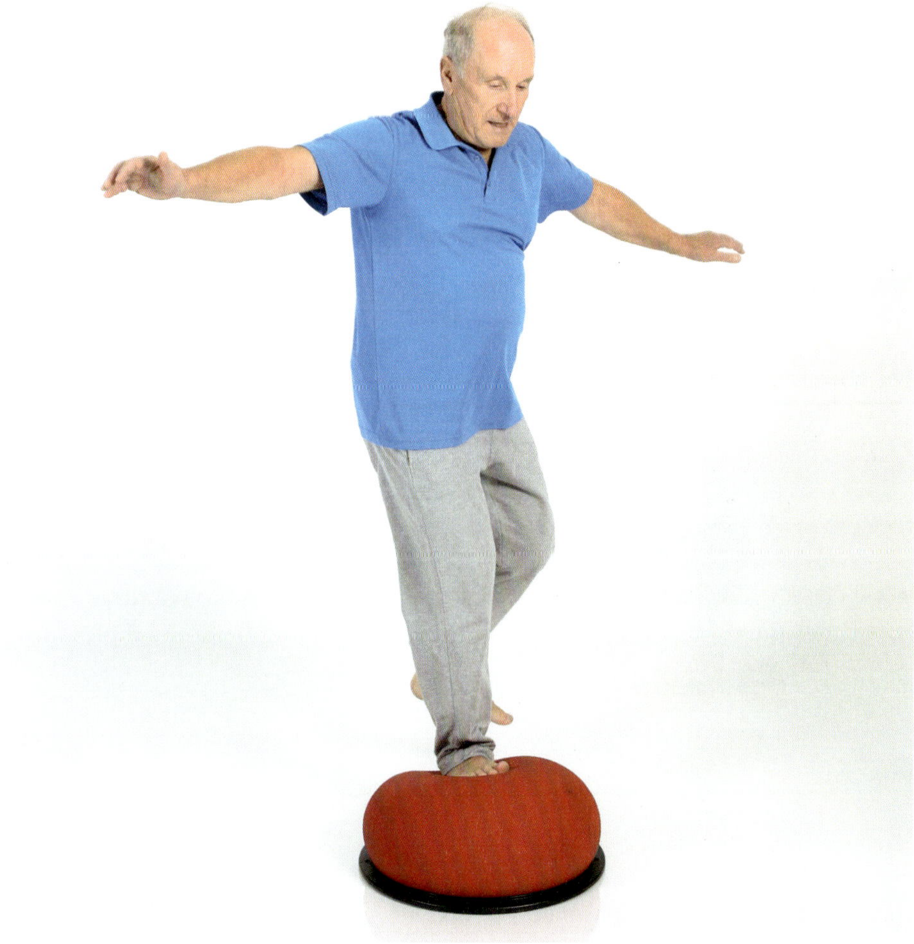

Laufen/Gehen auf dem Jumper®.

Im Gegensatz zum Gehen sollte beim Laufen eine Flugphase zu erkennen sein.

Die Füße leise abrollen!

Als Erleichterung Laufen/Gehen am Platz, dabei die Knie hochziehen!

Station 2

Kräftigung der Rückenmuskulatur

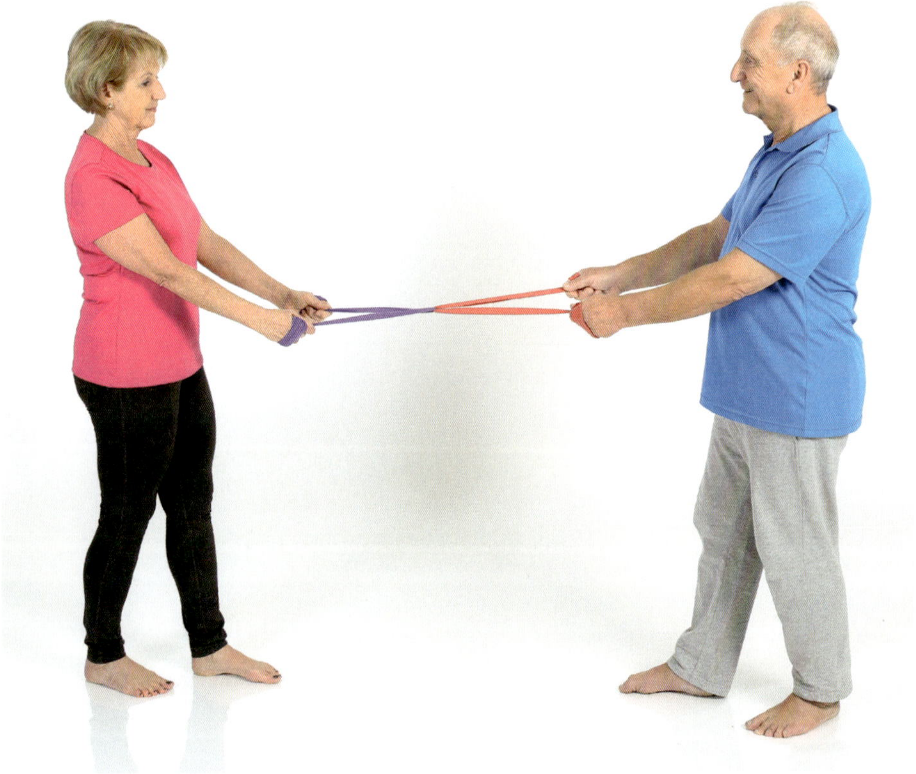

„Rudern" in stabiler Schrittstellung.

Das Powerband ist an der Sprossenwand oder am Partner in Bauch- bis Brusthöhe befestigt. Leichte Schrittstellung, die Beine sind in den Kniegelenken leicht gebeugt. Die Hände greifen das Powerband. Nun werden die Arme mit einer Außenrotation so weit zurückgeführt, bis die Hände auf Bauchnabelhöhe neben dem Rumpf sind und anschließend wieder zurückgeführt.

Das Brustbein heben!

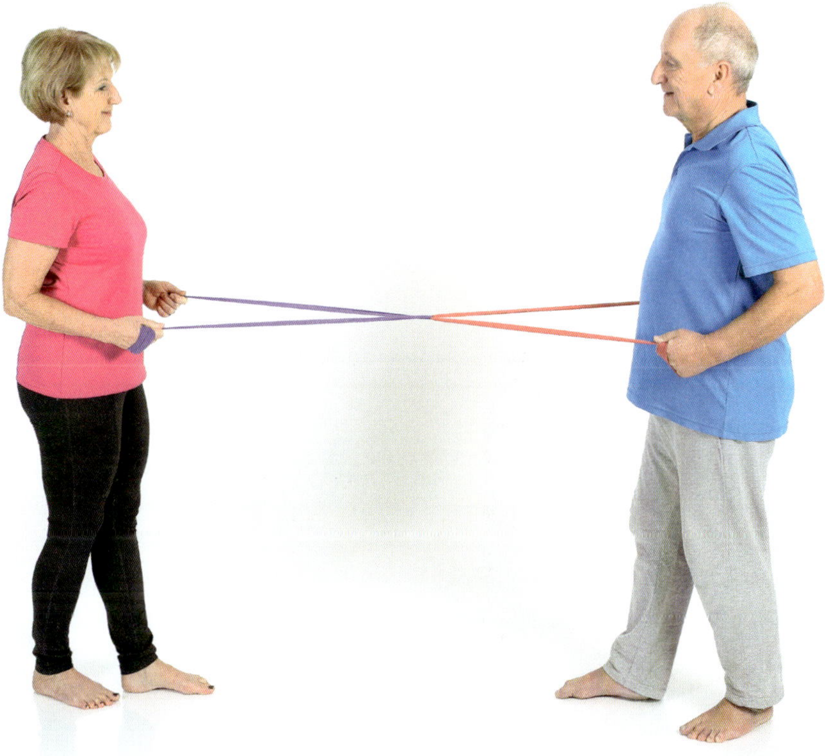

Als Steigerung bzw. Erleichterung die Stärke des Powerbandes variieren!

Station 3

Kräftigung der Beinmuskulatur, Stabilisierung der Sprunggelenke

Ausfallschritt auf dem Aerostep®Pro.

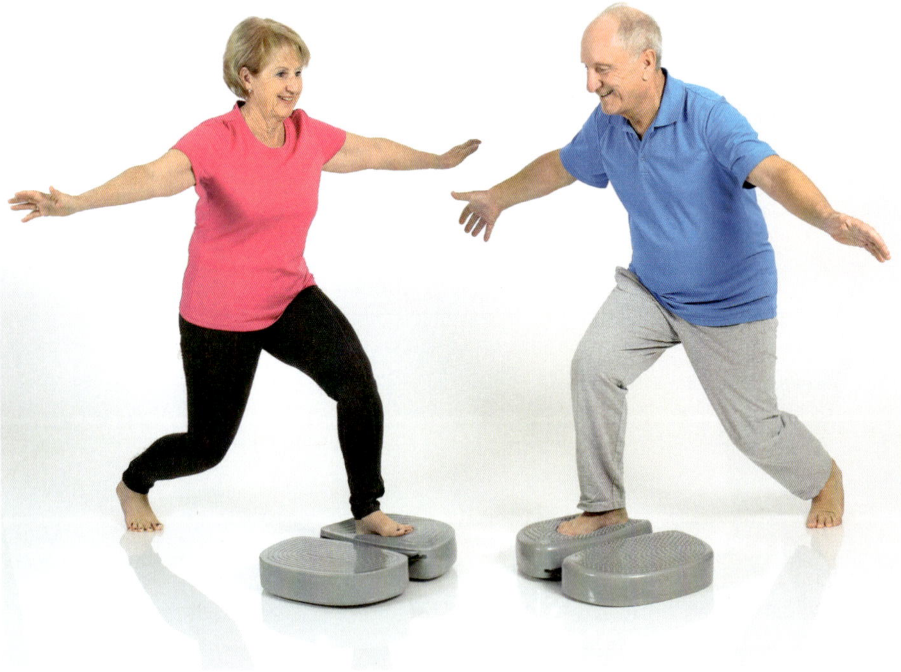

Aus dem hüftbreiten Stand erfolgt ein großer Ausfallschritt nach vorne auf den Aerostep®Pro, sodass beide Beine in den Kniegelenken 90° gebeugt sind. Aus dieser Position wird über den Abdruck des vorderen Beins der Körper wieder zurück in die Ausgangsposition geführt. Dann das andere Bein nach vorne setzen.

Den Oberkörper aufrichten!

Als Erleichterung die Übung ohne Aerostep® ausführen!

Als Steigerung die Standzeit auf dem Aerostep® verlängern!

Station 4

Kräftigung der Rumpfmuskulatur, Verbesserung der Gleichgewichtsfähigkeit

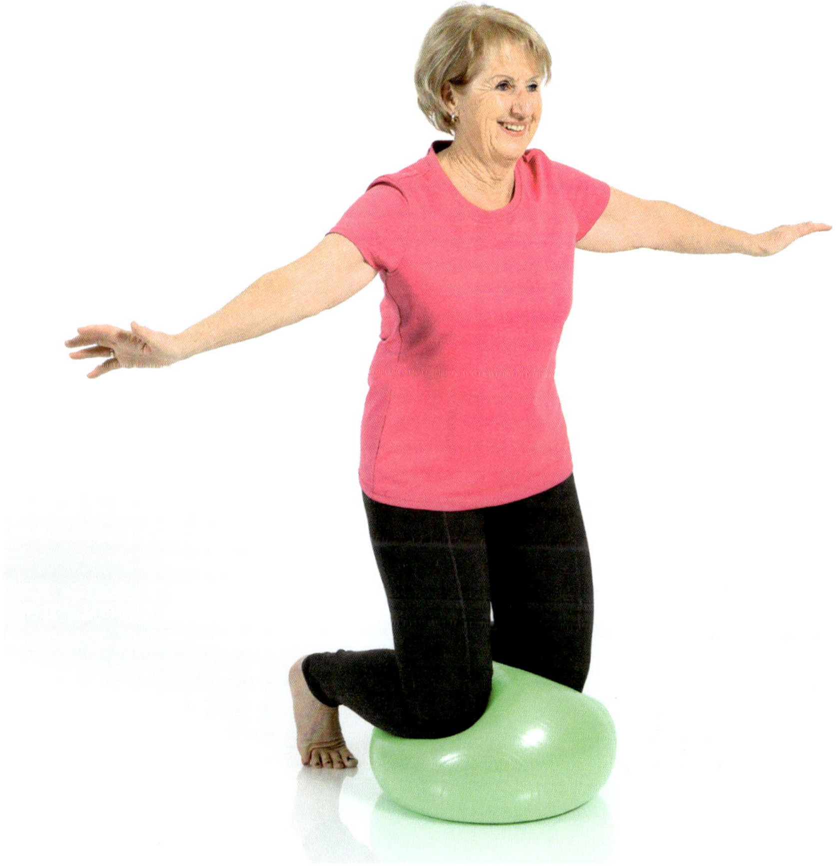

Knien auf dem Redondo®Ball Plus.

Mit leicht geöffneten Beinen auf dem Redondo®Ball Plus knien und diese Position halten. Das Brustbein heben! Den Bauchnabel sanft nach innen ziehen!

Als Steigerung die Fußspitzen vom Boden lösen!

Als Erleichterung eine Möglichkeit zum Festhalten schaffen (z. B. Sprossenwand)!

Station 5

Schulung der Koordination

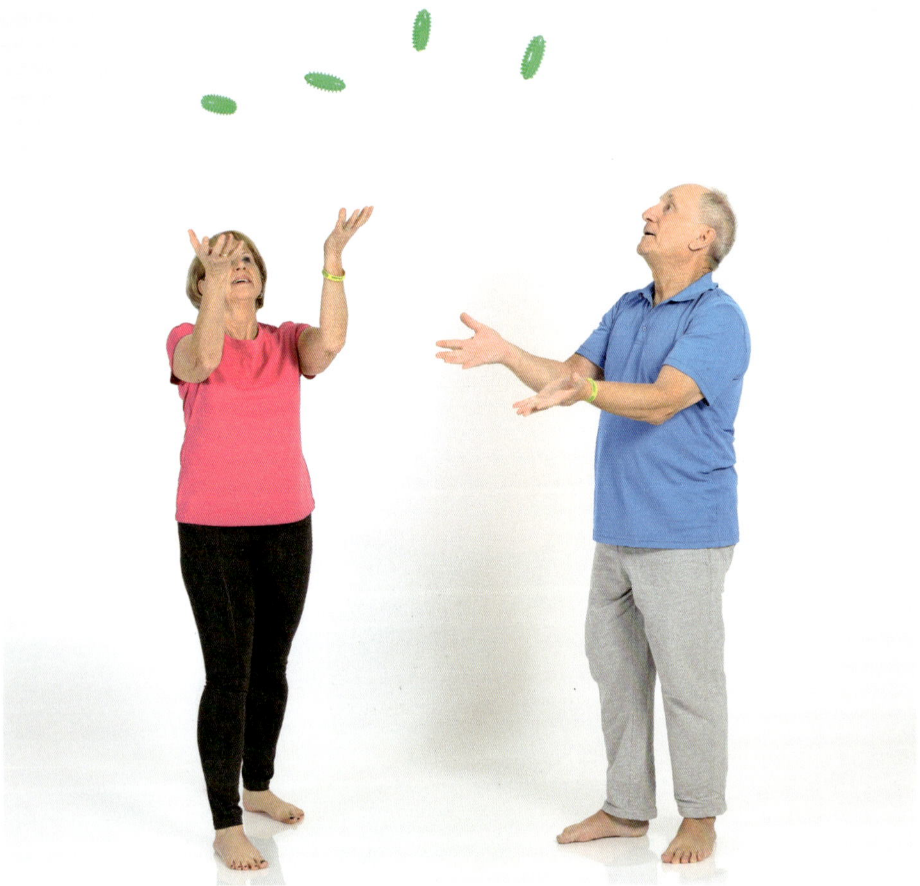

Jonglieren/Werfen/Fangen der Brasil®s.

Im Stand werden zwei Brasil®s abwechselnd von der rechten in die linke Hand geworfen und umgekehrt. Hierbei befindet sich in jeder Hand ein Brasil®.

Als Erleichterung die Brasil®s abwechselnd rechts und links senkrecht in die Luft werfen und mit der gleichen Hand wieder fangen!

Als Steigerung die Übung auf einem Bein stehend ausführen!

Station 6

Kräftigung der gesamten Rumpfmuskulatur

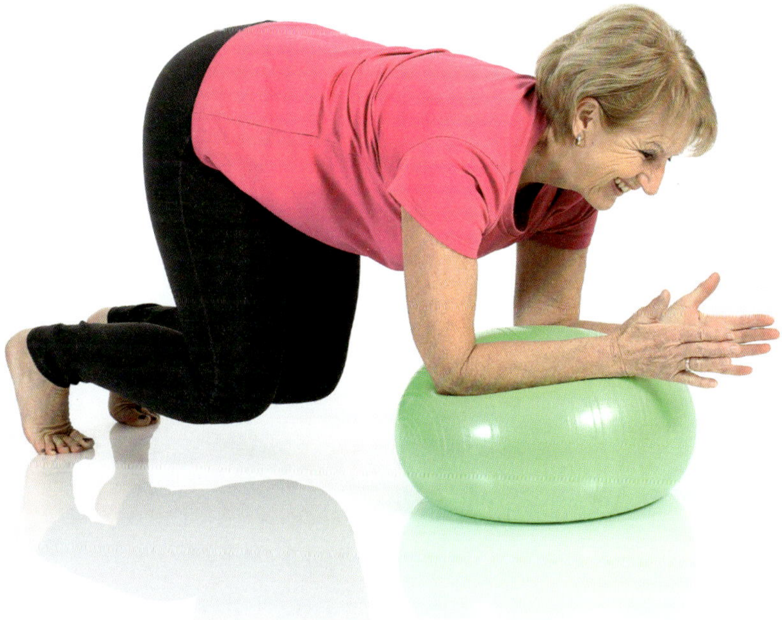

Ellbogenstütz auf dem Redondo®Ball Plus.

Unterarmstütz mit den Armen auf dem Redondo®Ball Plus. Dabei sollte sowohl im Ellbogen- als auch im Kniegelenk ein Winkel von 90° gehalten werden.

Den Bauchnabel sanft nach innen oben ziehen!

Als Steigerung die Beine ausstrecken!

Station 7

Kräftigung der Beinmuskulatur

Kniebeuge mit Zusatzgewicht TOPANGA®.

Die Füße stehen hüftbreit auf dem Boden. Die Hände greifen den TOPANGA®. Nun werden die Beine, begleitet von der Vorstellung, sich auf einen Stuhl zu setzen, gebeugt, bis sich die Oberschenkel in der Waagrechten befinden und anschließend werden sie gestreckt. Dabei wird der TOPANGA® vom Boden aus über den Kopf bewegt. Bei der Ausführung ist darauf zu achten, dass die Kniegelenke zu keinem Zeitpunkt der Bewegung vor oder neben die Fußspitzen gelangen.

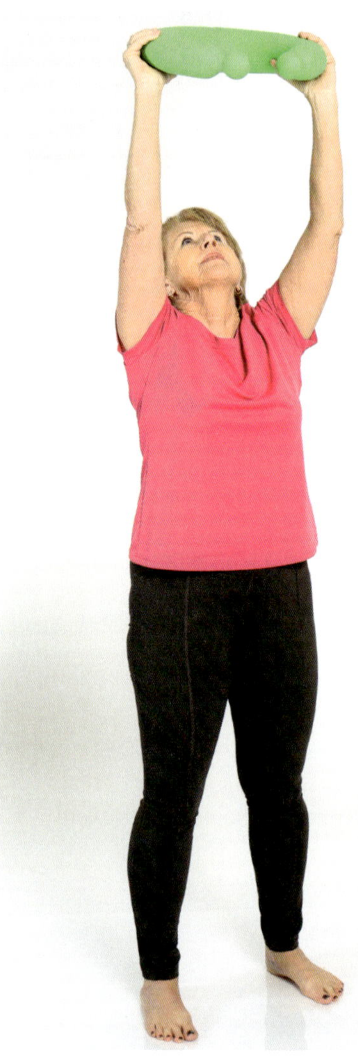

Die gesamte Fußsohle gleichmäßig belasten!

Die Schultern entspannen!

Als Steigerung den TOPANGA® mit 4 kg nehmen!

Als Erleichterung die Übung ohne TOPANGA® ausführen!

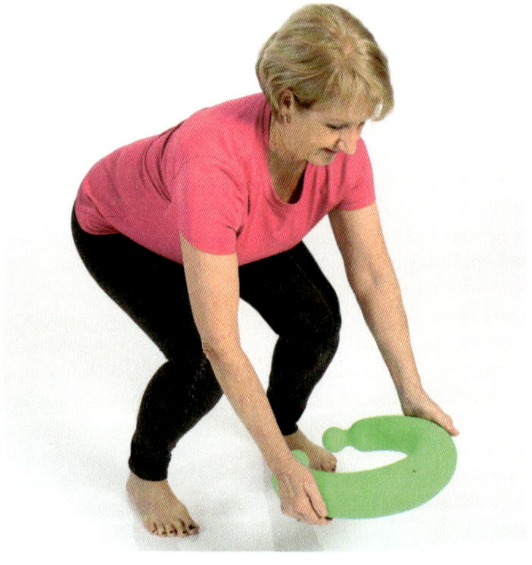

Station 8

Kräftigung der Abduktoren, Steigerung des Gleichgewichts

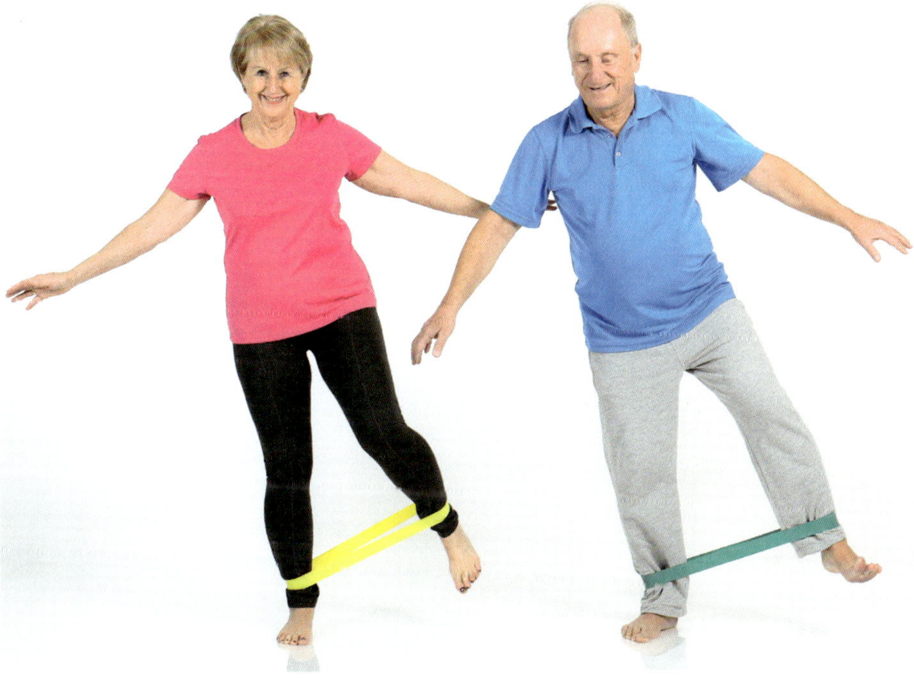

Beinlift mit dem Powerloop am Fußgelenk.

(erster Durchgang mit rechts, zweiter Durchgang mit links)

Auf einem Bein stehen. Das Standknie ist leicht gebeugt. Das Loop befindet sich an den Fußgelenken. Nun ein Bein zur Seite anheben und wieder etwas lösen. Die Spannung auf dem Loop halten!

Bei der gesamten Bewegung bleibt das Standbein stabil und ruhig!

Das Knie zeigt in Richtung Fußspitze!

Als Steigerung bzw. Erleichterung eine andere Stärke des Loops wählen!

5.8 BECKENBODENTRAINING

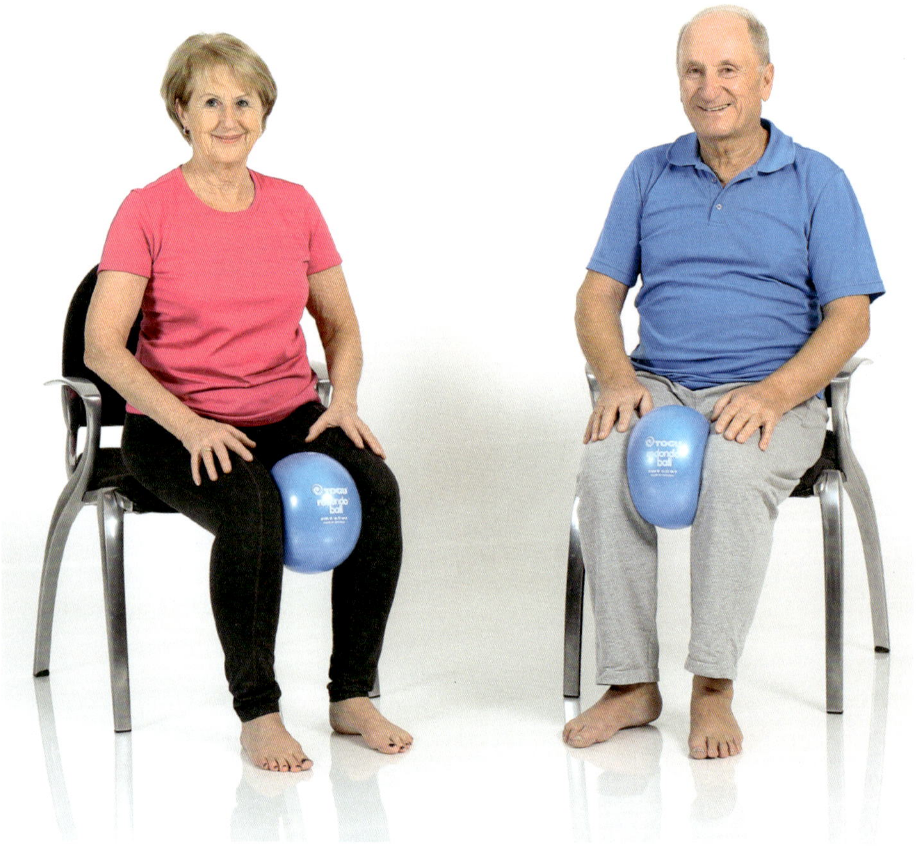

Der Beckenboden, ein wichtiges Thema! *Nicht nur für Frauen!*

Im Alter senken sich die Organe, der Beckenboden gibt nach!

Die Nieren sondern Urin durch die Harnröhre in die Blase ab. Um diese Harnröhre befinden sich Schließmuskeln, die wie ein Wasserhahn funktionieren.

Unter der Blase sitzt der Beckenboden.

Ob der Beckenboden richtig funktioniert, können Sie ganz einfach beim Wasserlassen testen. Können Sie den Wasserstrahl ohne Probleme unterbrechen? Dann können Sie den Beckenboden gut kontrollieren!

Der Beckenboden stabilisiert das Becken, gemeinsam mit dem tiefen Bauchmuskel, dem M. transversus abdominis. Er hält auch die Organe an der richtigen Stelle. Ist der Beckenboden schwach, senken sich die Organe ab. Das löst Druck auf die Organe, die sich im Bauchraum befinden, aus. Solch ein Druck ist oft die Ursache für einen geschwächten Kreislauf. Um deshalb den Rückfluss des Blutes zum Herzen zu fördern, sind die Übungen besonders wichtig, die den Beckenboden entlasten (siehe Entspannung, Loslassen).

Integrieren Sie Beckenbodenübungen wie folgt in Ihren Unterricht:

- Wahrnehmungsübungen an den Beginn oder an das Ende einer Kursstunde setzen.
- Eine neue Übung in einer neuen Ausgangsstellung mit einer Beckenbodenübung beginnen.
- Eine Kursstunde beenden mit Entspannungsübungen für den Beckenboden.

Übungsbeispiele

Bevor Sie mit Übungen beginnen, ist es wichtig, dass die Teilnehmer den Beckenboden wahrnehmen.

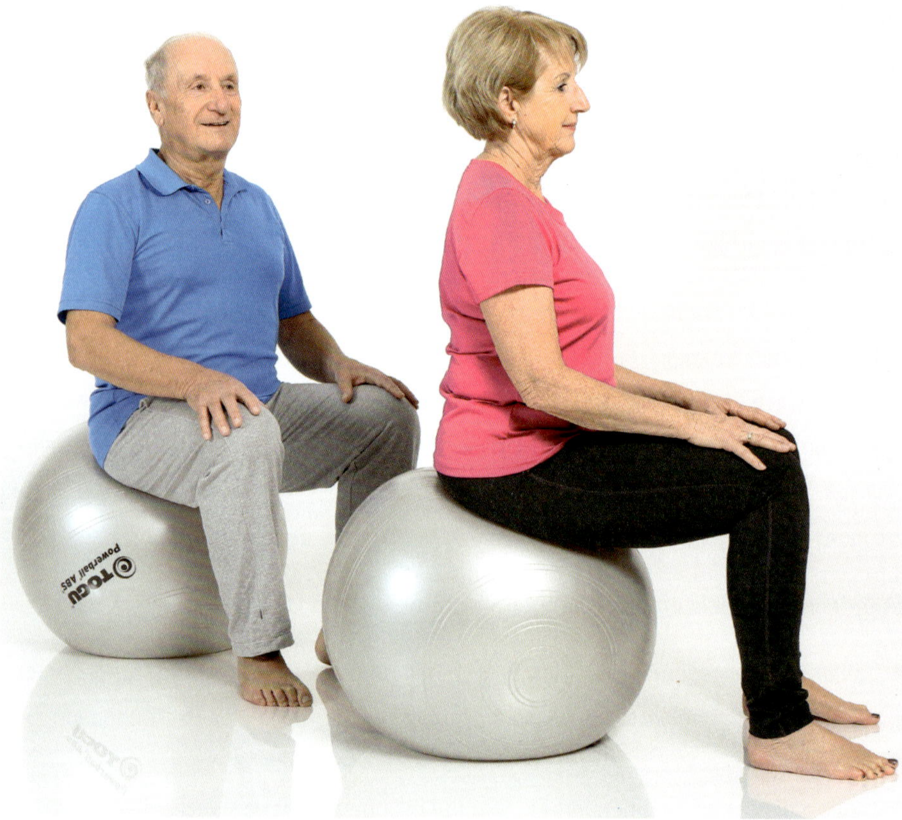

Sitz auf dem großen Gymnastikball. Die Aufmerksamkeit in den Beckenboden lenken. Nun die Vorstellung, die Sitzbeinhöcker sind mit einem Faden verbunden. Diesen Faden verkürzen Sie jetzt, indem Sie die Sitzbeinhöcker zusammenziehen. 10 Sekunden halten, dann langsam die Spannung wieder lösen.

Halten Sie nun das Becken beweglich. Diese Übungen sind wichtig zu Beginn eines Beckenbodentrainings. Sie sorgen für eine gute Durchblutung des Beckenbodens und halten die Hüftgelenke und die Lendenwirbelsäule beweglich.

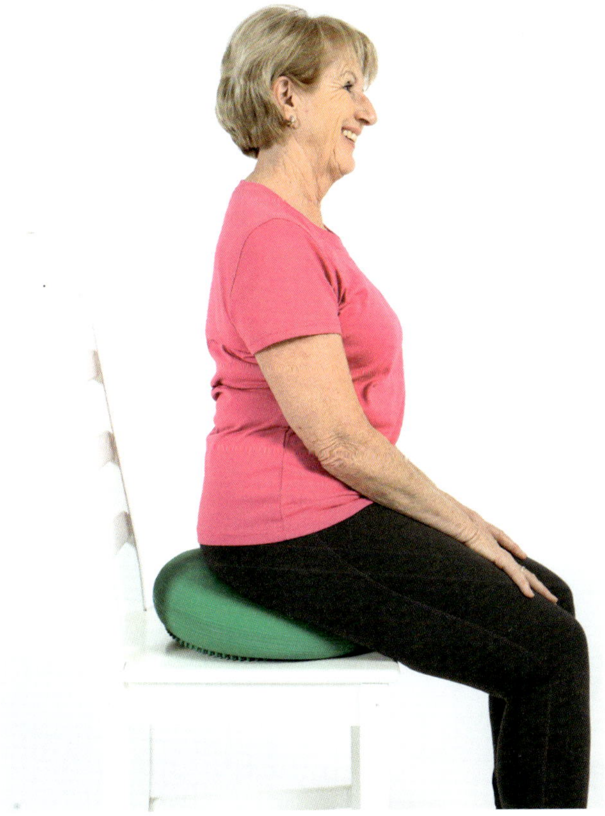

Sitz auf einem Dynair® oder einem großen Gymnastikball. Das Becken vor/zurück und rechts/links bewegen.

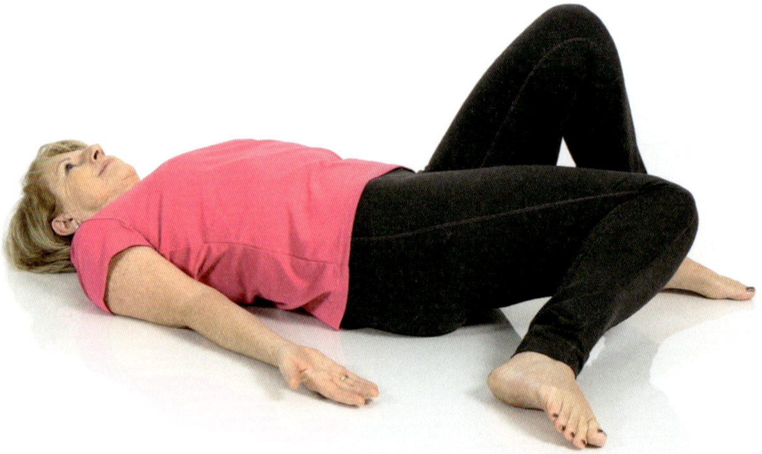

In Rückenlage die Beine etwas breiter als hüftbreit aufstellen und im Wechsel die Knie nach innen kippen lassen.

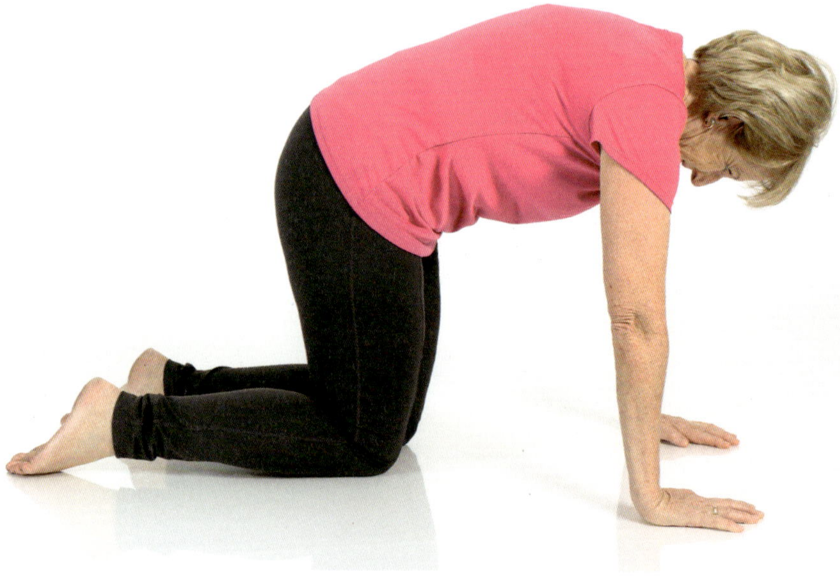

Im Kniestand den Rücken runden, dann den Bauchnabel in Richtung Boden ziehen. Diese Bewegung in einem fließenden Wechsel ausführen.

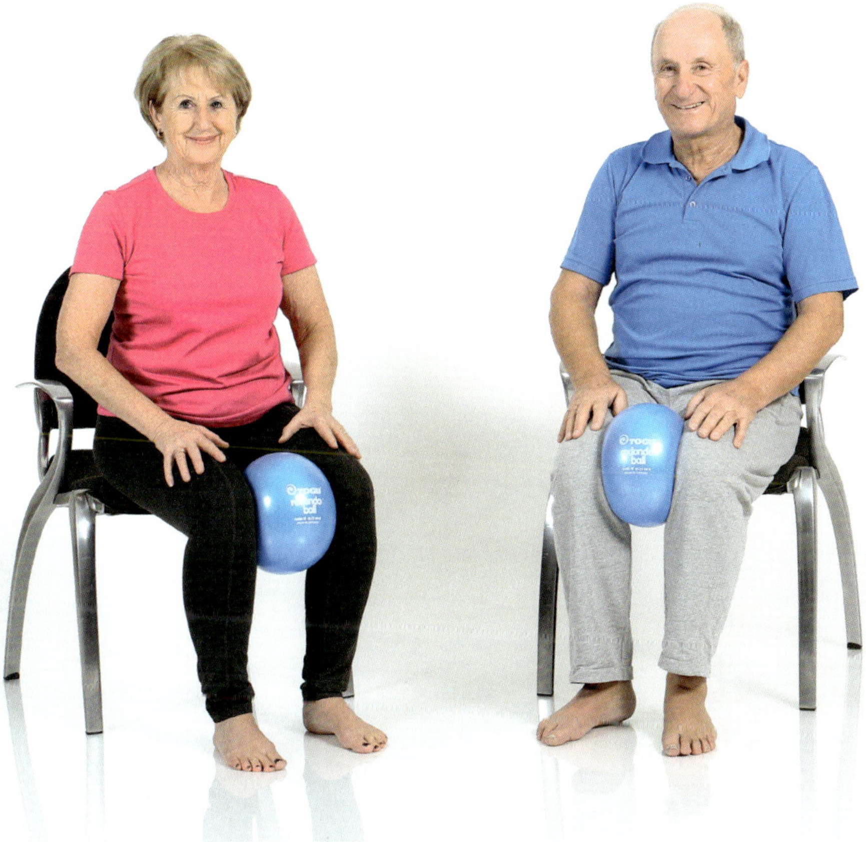

Nun aktivieren Sie den Beckenboden

Sitz auf einem Stuhl. Einen kleinen Ball oder ein Kissen zwischen die Knie klemmen und mit dem Ausatmen durch die Lippenbremse die Knie sanft zusammendrücken, mit dem Einatmen die Spannung wieder lösen.

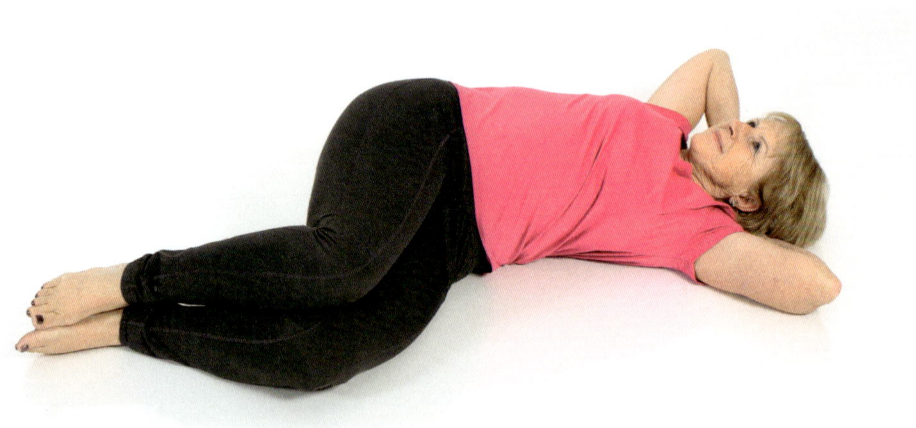

Ebenso wichtig wie die Kräftigung des Beckenbodens ist auch die Entspannung, das Loslassen!

Rückenlage mit aufgestellten Beinen. Die Hände hinter dem Kopf verschränken und die Knie auf eine Seite fallen lassen. In dieser Position verharren. Denken Sie an die tiefe Ausatmung!

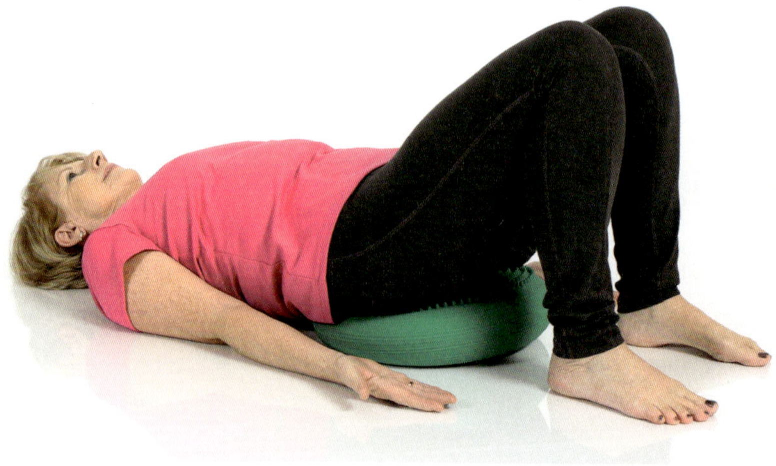

Rückenlage mit aufgestellten Beinen. Unter dem Kreuzbein ein Dynair® platzieren. Beim Einatmen den Bauch heben, mit dem Ausatmen das Becken tief in das Dynair® sinken lassen.

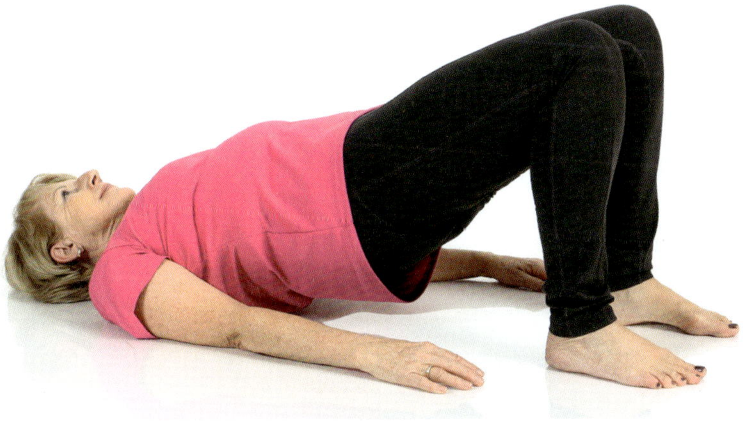

Rückenlage mit aufgestellten Beinen. Das Becken in die Brücke anheben. Das Blut fließt aus dem Becken, damit wird der Beckenboden entspannt.

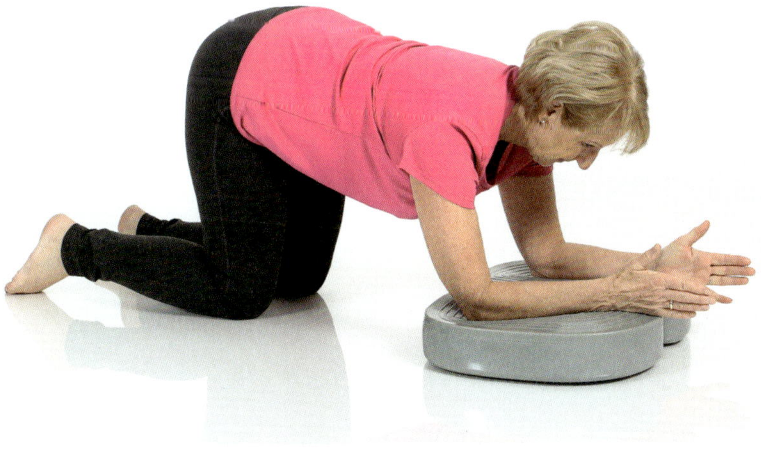

Kniestand im Ellbogenstütz. Durch die Hochlagerung des Beckens wird der Beckenboden entlastet.

ANHANG

1 OUTTAKES FOTOSHOOTING

Beim Fotoshooting mit meinen Eltern hatten wir großen Spaß. Einige Bilder davon möchte ich Ihnen nicht vorenthalten!

Vielleicht lassen Sie sich damit von der Lust, sich zu bewegen, ein wenig anstecken!

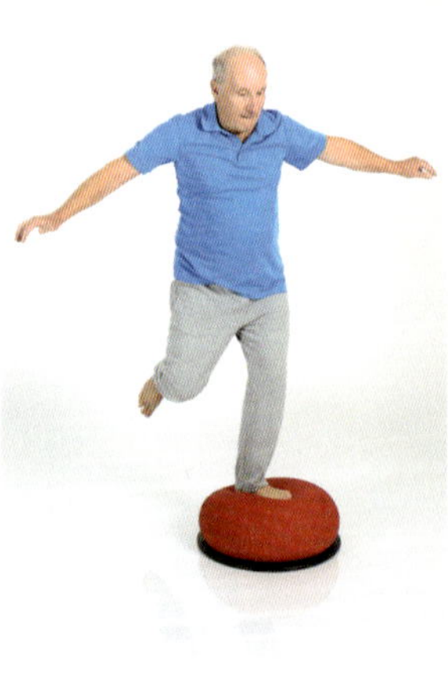

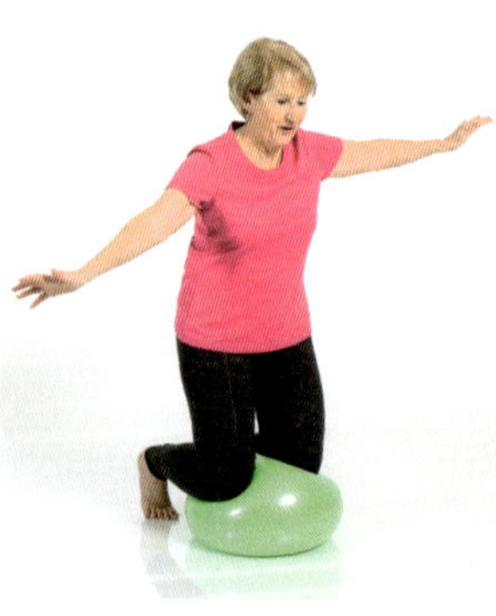

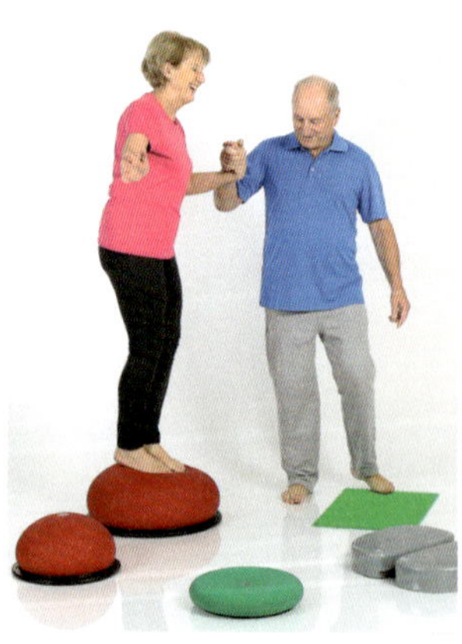

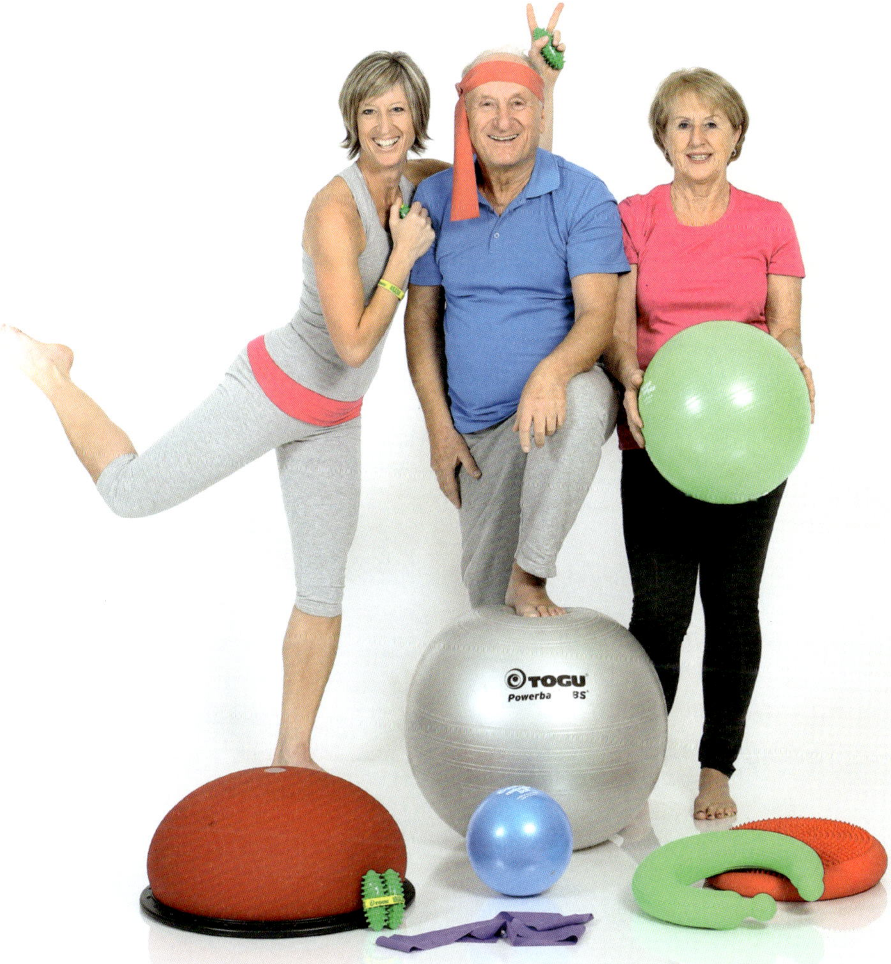
TOGU

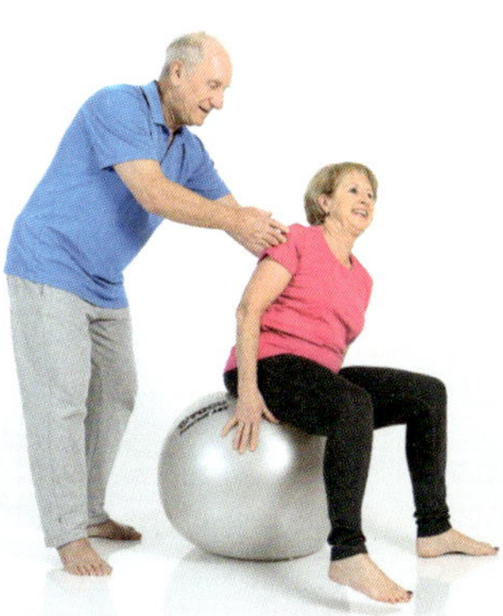

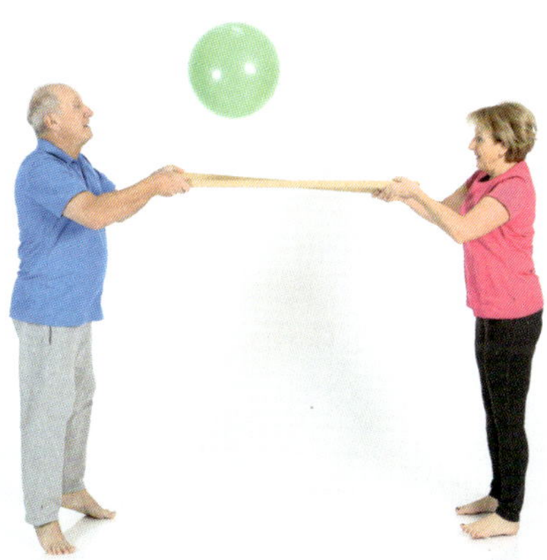

2 LITERATUR

Albrecht, K. (2006). *Körperhaltung. Gesunder Rücken durch richtiges Training.* Stuttgart: Haug.

Boyle, M. (2010). *Funktional Training. Das Erfolgsprogramm der Spitzensportler.* München: Riva Verlag.

Boyle, M. (2011). *Fortschritte im Functional Training. Neue Trainingstechniken für Trainer und Athleten.* München: Riva Verlag.

Deemter, F. (2012). *Rückentraining.* Stuttgart: Thieme Verlag.

Dürr, K. (2010). *Skript Organgymnastik.* KNS-Move.

Dürr, K. (2010). *Skript Seniorensport.* KNS-Move.

Fastner, G. (2012). *Funktionelles Figurtraining.* Aachen: Meyer & Meyer Verlag.

Fastner, G. (2013). *Trainingsbuch Brasil®.* Aachen: Meyer & Meyer Verlag.

Fastner, G. & Manhart, I. (2014). *Flacher Bauch, starker Rücken.* Aachen: Meyer & Meyer Verlag

Fastner, G. (2015). *Bodyforming für Frauen.* München: BLV Verlag

Ehrhardt, D. (2012). *Praxishandbuch funktionelles Training.* Stuttgart: Thieme Verlag.

Froböse, I. (2006). *Das neue Rückentraining.* München: Gräfe und Unzer Verlag.

Häflinger, U. (1999). *Gymnastik für den Beckenboden.* Aachen: Meyer & Meyer Verlag.

Häflinger, U. & Schuba, V. (2007). *Koordinationstherapie. Propriozeptives Training.* Aachen: Meyer & Meyer Verlag.

Höfler, H. (2012). *Atementspannung.* Stuttgart: Trias Verlag.

Kempf, H.-D. (2010). *Die neue Rückenschule. Das Praxisbuch.* Heidelberg: Springer Medizin Verlag.

Louvard, A. (2014). *Gymnastik für Senioren.* Königswinter: HEEL Verlag.

Myers, T. W. (2001). *Anatomy Trains Myofasziale Leitbahnen* München: Urban & Fischer Verlag.

Michels, C. (2013). *Fascial Fitness, Faszientraining. 13. Frankfurter Convention. Frankfurt, 17. 8.-18. 8.2013.* Hannover: 4more-education.

Paul G., Fastner G. & Brennecke P. (2015). *Begleitbroschüre, Convention Bewegt Leben. Aktiv und fit in der 2. Lebensphase.* Frankfurt: Deutscher Turner-Bund.

Paoletti, S. (2011). *Faszien.* München: Urban & Fischer Verlag.

Regelin, P., Winter, J., Nieder, F. & Brach, M. (2007). *Fit bis ins hohe Alter.* Aachen: Meyer & Meyer Verlag.

Rühl, J. & Laubach, V. (2011). *Funktionelles Zirkeltraining. Das moderne Sensomotoriktraining für alle.* Aachen: Meyer & Meyer Verlag.

Weineck, J. (2004) *Sportbiologie.* Balingen: Spitta Verlag & Co. KG.

Weineck, J. (2007). *Optimales Training. Leistungsphysiologische Trainingslehre unter Berücksichtigung des Kinder- und Jugendtrainings.* Balingen: Spitta Verlag & Co. KG.

Winkler,J. & Regelin, P. (2012). *Standfest und stabil.* Aachen: Meyer & Meyer Verlag.

3 BILDNACHWEIS

Umschlag
und Bilder
Innenteil: © TOGU Gebr. Obermaier GmbH

Covergestaltung
und Layout: Claudia Sakyi

Satz
und Umschlag: Claudia Sakyi

Lektorat: Dr. Irmgard Jaeger

WEITERE TITEL VON GABI FASTNER

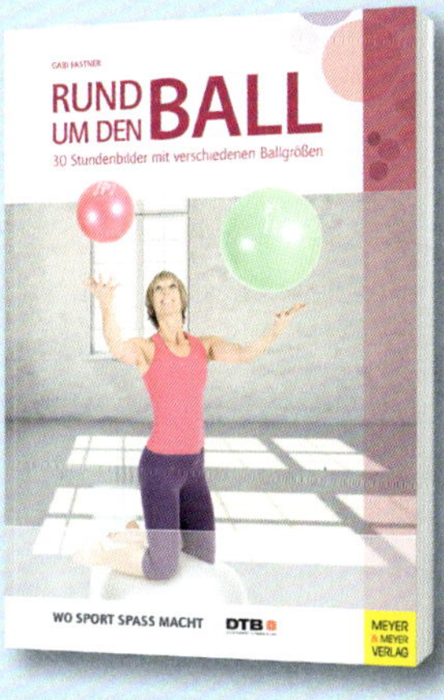

ISBN 978-3-89899-911-3
€ [D] 18,00/ € [A] 18,50

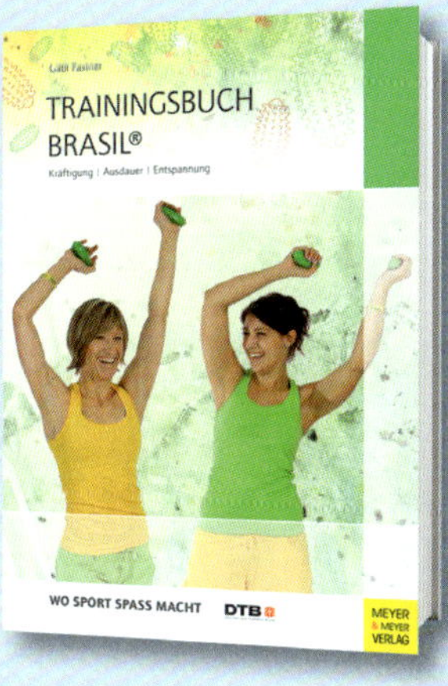

ISBN 978-3-89899-832-1
€ [D] 16,95/ € [A] 17,50

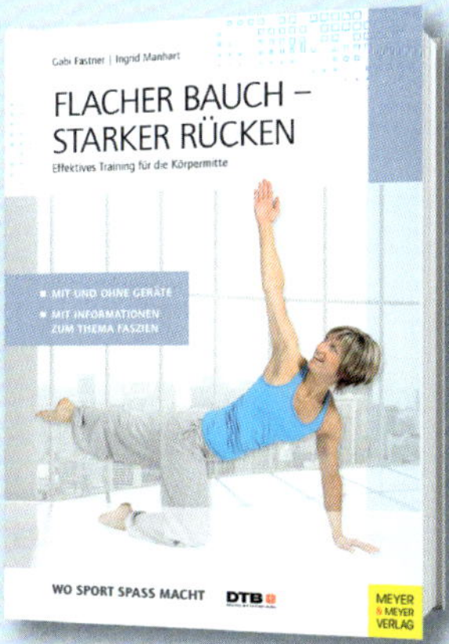

ISBN 978-3-89899-887-1
€ [D] 19,95/ € [A] 20,60

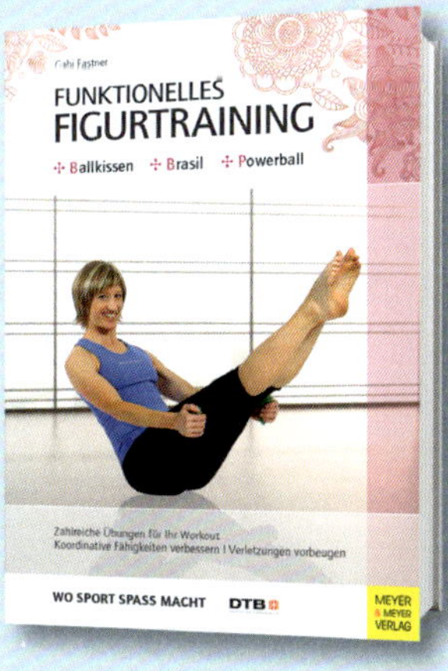

ISBN 978-3-89899-752-2
€ [D] 19,95/ € [A] 20,60